小児期から予防が必要です

新・生活習慣病

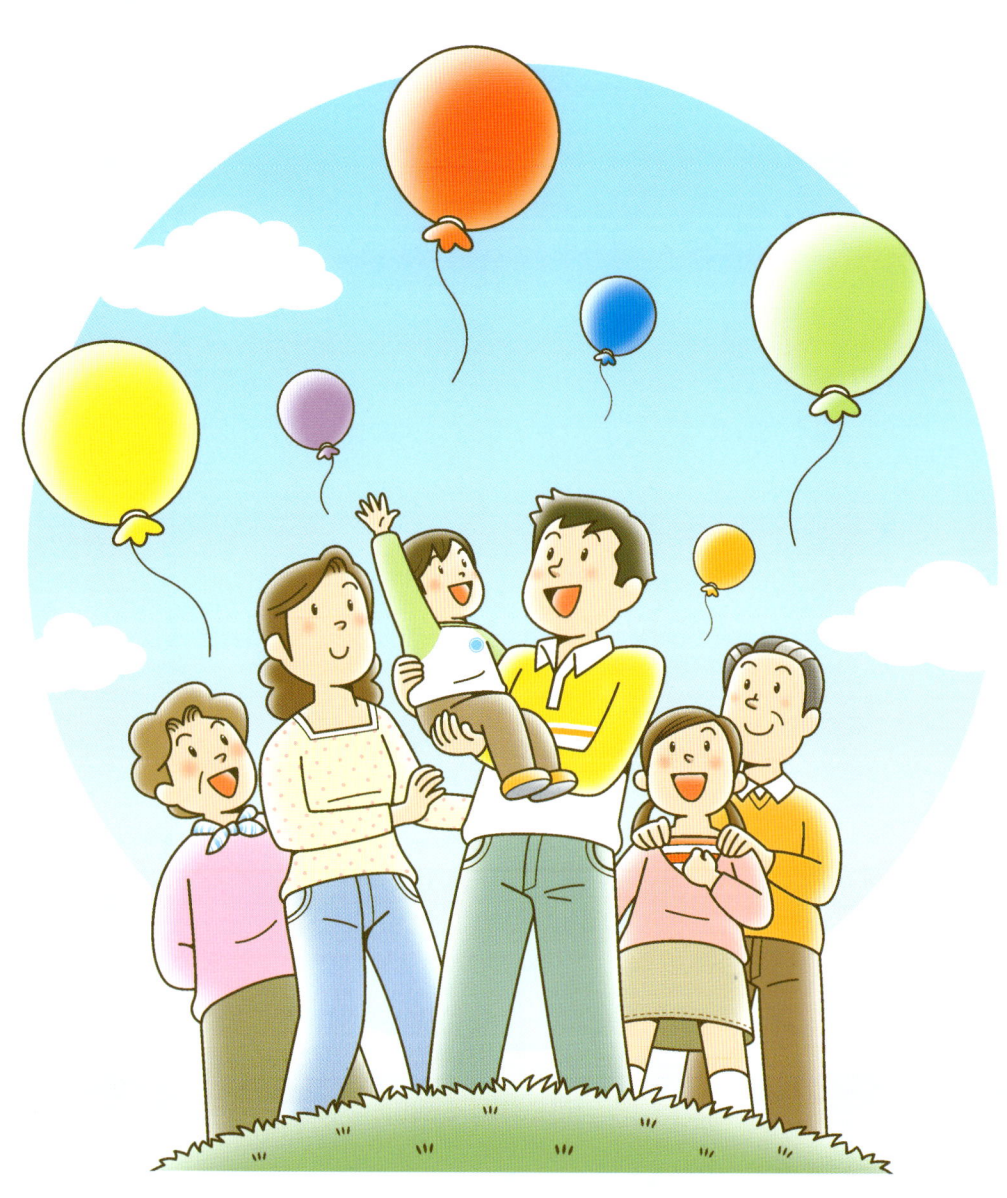

少年写真新聞社

目次

総論的まえがき ……………………………………………………………… 4

1 健康と食生活 …………………………………………………………… 10

欧米型になってきた食生活 …………………………………………………… 10
規則的な食生活を大切に ……………………………………………………… 11
朝食の必要性 …………………………………………………………………… 12
朝食の摂食状況と運動能力 …………………………………………………… 16
乳幼児の朝食夕食状況 ………………………………………………………… 17
学年・性別・調査年度別の総コレステロール値の状況 …………………… 19
年齢階層別血清総コレステロール値推移の日（J）米（U）比較 ………… 20
学年・性別・調査年度別の高コレステロール者の状況 …………………… 21
食習慣と生活習慣病 …………………………………………………………… 23
バランスのとれた食生活 ……………………………………………………… 24
食事バランスガイドの使い方 ………………………………………………… 26

2 健康と運動 ……………………………………………………………… 28

運動をする習慣を ……………………………………………………………… 28
幼児の家の外での遊び時間と種類 …………………………………………… 29
スポーツクラブ等の利用状況と利用種類 …………………………………… 29
健康づくりに大切な学齢期の運動やスポーツ ……………………………… 30
運動期間で変わる筋力消失速度 ……………………………………………… 33
心臓や血管の病気を予防する運動 …………………………………………… 34

3 健康と休養・生活リズム ……………………………………………… 37

子どもも大人も疲れている …………………………………………………… 37
生活習慣を乱す"夜型生活" …………………………………………………… 38
夜型生活の弊害 ………………………………………………………………… 38
睡眠不足の状況 ………………………………………………………………… 39
夜型生活リズムから正常な生活リズムへ …………………………………… 42
睡眠について …………………………………………………………………… 45

4 肥満 …………………………………………………………………… 46
　健康障害を防ぐ体脂肪の消費………………………………………………… 46
　保護者・本人に肥満の健康障害を理解してもらう健康教育を…………… 47
　小児の肥満と合併症…………………………………………………………… 48
　腹部ＣＴスキャン……………………………………………………………… 49
　内臓脂肪はなぜ健康被害を引き起こすのか………………………………… 50
　学齢期(小学１年生〜高校３年生まで)の肥満判定法……………………… 51
　成長曲線を用いた肥満の早期発見…………………………………………… 52
　成長曲線からみた肥満の分類とやせの分類………………………………… 54
　小児のメタボリックシンドロームと肥満症………………………………… 56
　肥満チャートを使った判定法………………………………………………… 57
　糖尿病の合併症………………………………………………………………… 58

5 健康と喫煙 ………………………………………………………… 59

6 健康と飲酒 ………………………………………………………… 62
　アルコールによって起こる全身の疾患……………………………………… 67
　おわりに ……………………………………………………………………… 71

総論的まえがき

社会福祉法人恩賜財団母子愛育会・日本子ども家庭総合研究所名誉所長・東京大学名誉教授

平 山 宗 宏

1. 生活習慣病とは

　戦前から戦後しばらくの間は、わが国の死亡原因の第一位は結核でしたし、子どもだけでなく肺炎や下痢症などの感染症が死亡原因の上位を占めていました。しかし昭和26年には脳血管疾患（脳出血、脳塞栓など、卒中と言われてきた病気）がトップになり、昭和33年にはこの他、がん、心臓病などの慢性疾患が死亡原因の上位を占めるようになりました。現在ではこれら三疾患で全死亡の死因の6割以上を占めています。

　これらの病気の大部分は大人になって罹り、あるいは気づかれますから、わが国では一括して成人病と呼んできました。この言葉は厚生省が昭和30年頃から用い始めた行政用語で、その関係の会議（昭和32年）の記録には「成人病とは主として、脳卒中、がんなどの悪性腫瘍、心臓病などの40歳前後から急に死亡率が高くなり、しかも全死因の中でも高位を占め、40～60歳位の働き盛りに多い疾患を考えている」とあります。

　死亡者が多いということは、当然患者数も多く、医療費もかかることになります。平成17年の厚生労働省の調査では、高血圧性疾患、糖尿病、虚血性心疾患、脳血管疾患、悪性新生物（がん）で病院で受診している患者数の合計は1400万人に上っていますし、これらの医療費の総額も8兆4千億円を越えています。

　こうした事実から、国としても、まず第一に国民の健康のために成人病対策が重要になりますし、パンク寸前という医療費の節減のためにも対策が必要になったのです。

　病気の対策としては、一般に次の三つの段階が挙げられています。

①健康の増進をし、発病を予防する「一次予防」

②病気の早期発見、早期治療をする「二次予防」

③病気に罹った後に治療し、機能の維持・回復に努める「三次予防」。これには社会

的な活動ができなくなるのを防ぐ、あるいは寝たきりにならない、生き甲斐をなくさないためのリハビリテーションが含まれますし、その意味での「予防」なのです。

　そこで、成人病対策として当初開始されたのは、検診による早期発見・早期治療でした。しかしもっとも望ましい対策は、当然のことながら「一次予防」です。成人病の成因を検討してみると、子どもの頃からの生活習慣（ライフスタイル）に発病に至る原因が隠されていることが明らかになってきました。

　医学の研究成果を踏まえ、一次予防を重視する考え方に立った厚生省・公衆衛生審議会では、平成8年12月に「生活習慣病」という概念を取り入れ、対策についてもより前向きな健康推進策をとることにしました。そこで「成人病」という呼び方を「生活習慣病」に改めることになりました。また、平成12年度からは21世紀における国民健康づくり運動として「健康日本21」が開始され、生活習慣病予防への取り組みを進めています。

2．どんな病気が生活習慣病？

　一般に、病気の原因として考えられる因子には二つあって、一つはその人の持つ素因（遺伝的なもの、体質という言葉も使われます）で、もう一つは環境です。病気の種類によって、素因の強く働くもの（たとえば先天性代謝異常のような遺伝子病）もありますし、環境因子が強く働く病気（たとえば病原体も環境因子の一つですから、多くの感染症はここに入ります）もあります。

　そこで生活習慣病とはどんな病気なのか、その原因あるいは誘因とされているものは何か、を考えてみましょう。

　①動脈硬化：動脈が古くなったゴムの水道ホースのように、弾力がなくなり、破れやすくなった状態と考えて下さい。血中脂質（コレステロール）が多くなると血管の壁にこびりついて動脈硬化を起こす原因になりますから、動物性脂肪の多い食物はほどほどにしておいた方がよいことになります。心臓の壁の血管が詰まって血液が流れない場所ができれば心筋梗塞、脳の血管が詰まれば脳梗塞、脳の血管が破れれば脳出血となります。

　②高血圧：動脈硬化が起これば血圧が上がりますが、一方では食塩を多く摂ると

総論的まえがき

血圧が上がることも知られています。塩辛い漬け物やみそ汁を好む習慣のあった地方に高血圧が多いことも分かり、「塩分控えめに」というのが健康の秘訣といわれています。高齢になると味の感覚も落ちるので、濃い味付けにしがちです。塩分ほどほどの食生活にするためには子どもの頃から薄めの味に慣れていることが必要です。赤ちゃんの離乳食を薄味にするのも、虫歯の予防ばかりでなく、将来にわたる食習慣に備えているのです。

③心臓病：先天的な病気を別にすれば、成人後に問題になるのは①の動脈硬化と②の高血圧が原因で起こる心筋梗塞や狭心症です。

④脳血管障害：もともと脳の表面にある血管に破れやすい異常があって起こる硬膜下出血（比較的若い壮年期に起こりやすい）を別にすれば、脳血管が破れたり詰まったりする脳血管障害は、これも前述のように①と②が基にあって起こります。

⑤糖尿病：糖の代謝異常が原因で血糖が上がる病気で、多くの場合膵臓機能の低下があり、また素因も関係します。糖尿病は放置すると目、腎臓などに異常が起こり、身体中がガタガタになってしまう悲惨な病気です。上記①②③の病気の誘因でもあるので、糖尿病の予防は重要です。治療には薬も使いますが、第一に肥りすぎを治し、運動に心がけてエネルギー代謝を正常に保つことが大切です。

⑥痛風：痛風は血中の尿酸が多くなると起こる病気で、足の親指などの関節がひどく痛むのが特徴です。糖尿病と共に食生活が豊かになり、肥満などに伴って増えるので、ぜいたく病と悪口を言われます。原因になる尿酸の排泄剤がありますが、これも基本的に食生活の改善が必要です。

⑦悪性新生物：これはがんの仲間の病気の総称です。素因も関係するようですし、ウイルスの関係する白血病やがんの存在も分かってきましたが、昔から食生活や毒素との関係が問題になっており、事実でもあります。熱い朝粥を食べる習慣と食道がん、お酒の飲み過ぎと胃がんや肝臓がん、食物繊維の不足による便秘や異常発酵と大腸がん、カビの毒素による肝臓がん、などいろいろ知られています。

3. 21世紀の国民健康づくり運動「健康日本21」

　厚生労働省が21世紀の直前に、生活習慣病の予防を目的にして策定した「健康日本21」は次のような内容になっています。
(1) 栄養・食生活：多くの生活習慣病は食生活との関連が深く、また生活の質との関連も深いので、適正な栄養素（食物）が摂れるように努める。
(2) 身体活動・運動：日頃から日常生活の中で運動をするように努める。
(3) 休養・こころの健康づくり：こころの健康のために、休養、ストレス管理、十分な睡眠と、こころの病気への対応などに努める。
(4) たばこ：多くの生活習慣病と関連しているので、喫煙防止に努める。
(5) アルコール：適正飲酒と未成年者の飲酒防止に努める。
(6) 歯の健康：う歯・歯周病の予防、歯の喪失防止に努める。
(7) 循環器病・がん：適正な食生活、禁煙、適正飲酒、健康診断等を勧める。
　なお厚生労働省では、生活習慣病予防以外の子どもの心身の健康づくりのために、「すこやか親子21」運動もすすめています。

4. 生活習慣病の社会的背景と予防

　以上述べた生活習慣病の内容や原因を理解して頂ければ、この一群の病気は、近年の経済発展に伴う生活の変化、つまり、食習慣の偏り、食べ過ぎと運動不足による肥満、夜型生活への移行など、要するにライフスタイルによって増加し、悪化していることがお分かりになると思います。人生の考え方はいろいろですから、太く短く、好きなものをたらふく食べ、好きな生活態度で過ごせればよい、という方もあるかも知れませんが、やはりいつまでも健康で、老後を楽しく生き甲斐をもって過ごすのがよいに違いありませんし、それは同時に生活習慣病で倒れて家族や周囲の人々に迷惑をかけることのない生き様です。
　そのためには、子どものうちから好ましい食事と運動の習慣をつけ、自然に一生にわたるライフスタイルにしてしまうことが最善です。また、今日からそのための努力を始めるという方があったら、これも結構なことです。
　具体的には以下のページに分かりやすく解説してありますので、ご一読いただき、また資料等を含めて健康教育の実施に際してご利用下さい。

疾病（病気）が発生する要因

　疾病は単一の要因だけで発症するわけではありません。

　その人の持つ要因（遺伝的なもの）、環境（病原体、有害物質、事故、ストレスなど）、生活習慣が要因になって病気が発症します。生活習慣要因として、毎日の食生活・運動・喫煙・飲酒・休養が挙げられます。

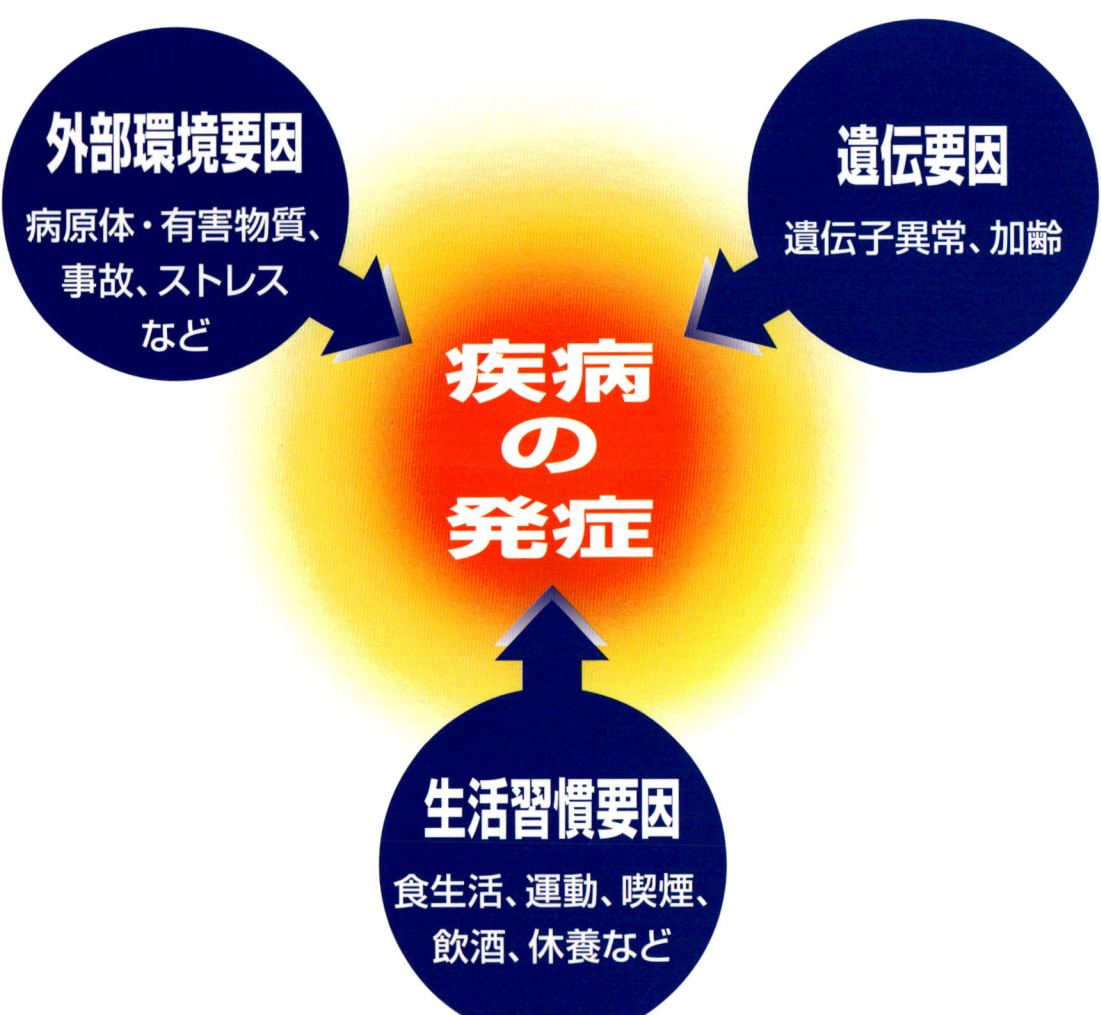

出典：厚生省 平成9年度「厚生白書」

具体的な生活習慣の要因

喫煙・飲酒
たばこ・アルコール類は特に成長期の体に悪影響。

塩分の摂りすぎ
塩分摂取量を、1日10グラムにおさえる。間食は特に注意。

脂質の摂りすぎ
油で調理した食品や、油脂類が多く含まれている菓子類に注意。

糖分の摂りすぎ
甘い飲料の摂りすぎは、運動をして消費を。

運動不足
1日、30分から1時間は、軽く汗をかく程度の運動を実行。

1 健康と食生活

欧米型になってきた食生活

　生活習慣には、食事、運動、休養という3つの柱があります。この中で食生活は最も重要なものです。その理由は食事をしなければ、生きていくことができないからです。生きていくことができなければ、運動も休養も問題になりません。このため食事に関しては栄養学といって何をどのように食べたらよいかという学問が古くからあり、最近では一部の問題を除いてほぼ完全に近いところまで研究が進んでいます。

　しかし、研究の進歩とは裏腹に、現在の食生活に関する問題は多いのです。たとえば、食糧の供給が有り余り、これが加工され、さらに調理されたインスタント食品、レトルト食品などとして市販されています。要するに食べる内容よりも、便利さが先に立っているのです。このような状況の下では、好きなだけ食べるということになります。そうすると誰でも、甘くて、脂っこいものを好んで食べることになります。そうすると肥満したり、体にコレステロールが増えて、その結果として動脈硬化が進んでしまうのです。

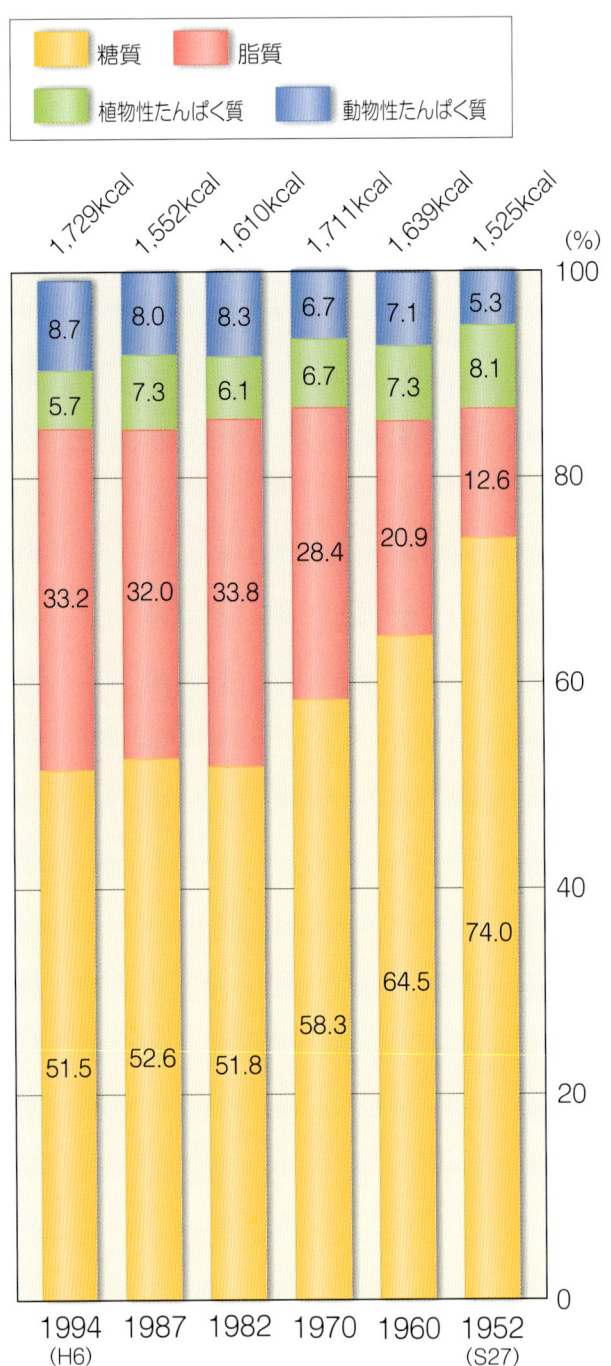

エネルギーの栄養素別摂取割合の年次変化

出典：東京都衛生局幼児栄養基礎調査
（村田が作図）

※平成6年以降はこの種の調査は行われていません

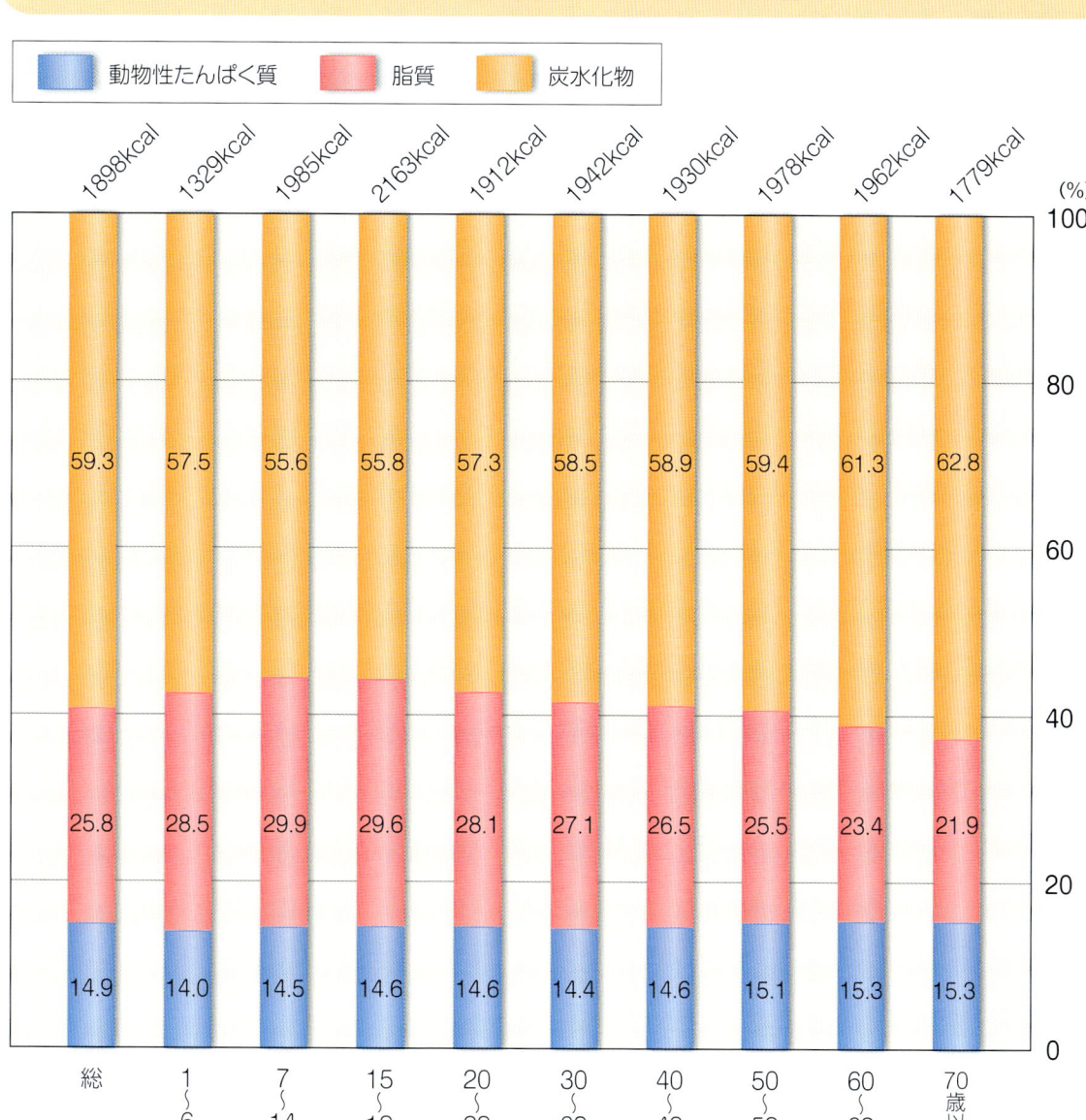

出典：厚生労働省 平成19年「国民健康栄養調査結果」より作図

規則的な食生活を大切に

　東京都が乳幼児についての栄養調査を昭和27年から平成6年まで行っていますが、確実に脂肪と動物性タンパク質の摂取が増えて、食生活が欧米型になっています。
　（財）日本学校保健会の調査でも、朝食を欠食する子どもが増えています。そして子どもも含めて夜ふかし型生活が一般的になっているので、夜食が多くなっています。このような食生活が子どもの時から続くと、動脈硬化が進み、50歳、60歳といった比較的若い年齢で心筋梗塞を起こす人が多くなるのではないかと心配されます。朝食、昼食、夕食を規則的に食べ、いろいろな種類の食べ物を好き嫌いなく食べる（1日30品目以上）習慣をつけましょう。

1 健康と食生活

朝食の必要性

　人の臓器は健康に生きるためにはそのすべてが必要であり、重要です。中でも脳と赤血球は24時間休まず働いていなくてはならないのです。脳と赤血球が正常に働くためのエネルギーとしてブドウ糖が必要です。

　私たちは休むことなく食事をしているわけではありません。私たちは通常、朝、昼、夕の三食を食べます。そして夜の10時ごろ寝て、朝の6時頃には目覚めています。すると食事と食事の間はおよそ6時間、夜眠って朝起きるまでの間が8時間ほどになります。多くの臓器は食事をしていない間は皮下脂肪をエネルギー源にしています。しかし、脳や赤血球はブドウ糖しかエネルギー源にならないので、食事と食事の間は肝臓にたまっているグリコーゲン（ブドウ糖がたくさん集まっている物質）をエネルギー源にしています。肝臓のグリコーゲンの貯蔵量には限度があって、脳や赤血球はこれを6時間～8時間で使ってしまうのです。ですから、朝6時に起きて朝食を食べないでいると、起きた時にグリコーゲンは底をついているのです。肝臓のグリコーゲンがなくなると、代わりにエネルギー源になるのが筋肉です。筋肉の中のグリコーゲンは筋肉を動かすエネルギー源にはなりますが、脳や赤血球のエネルギー源になることはできません。筋肉が分解されて、アミノ酸になり、このアミノ酸が肝臓でブドウ糖になって脳や赤血球のエネルギー源になるのです。筋肉が分解される状態になると、食欲中枢は体に食事を摂るように命令します。

　食欲中枢が刺激されると、動物はイライラして落ち着きがなくなり、ほかの仲間を押しのけて行動が攻撃的になります。これは人間でも同じです。ですから朝食を食べないと、学校で落ち着いて勉強ができないのです。

　厚生労働省「国民健康栄養調査結果（13ページ）」によると20年前と10年前に比べて平成19年における朝食欠食が1～6歳、7～14歳では大幅に増加しています。また、平成20年度の文部科学省の調査（14ページ）では小学6年生の13％、中学3年生の19％が「朝ごはんを食べないことがある」としています。朝ごはんを食べないと学業成績が悪くなること、運動能力が落ちることが分かっています（14～15ページ）。

　朝食を毎日きちんと食べることによって心と体の調子がよくなり、健康的な生活を送ることができるようになるのです。

　日本スポーツ振興センターが小学5年生と中学2年生を対象に行った調査（13ページ）で、朝食欠食が減少傾向を示しているのは、「早寝、早起き、朝ご飯運動」が効果を上げているためといえるでしょう。

朝食欠食の状況

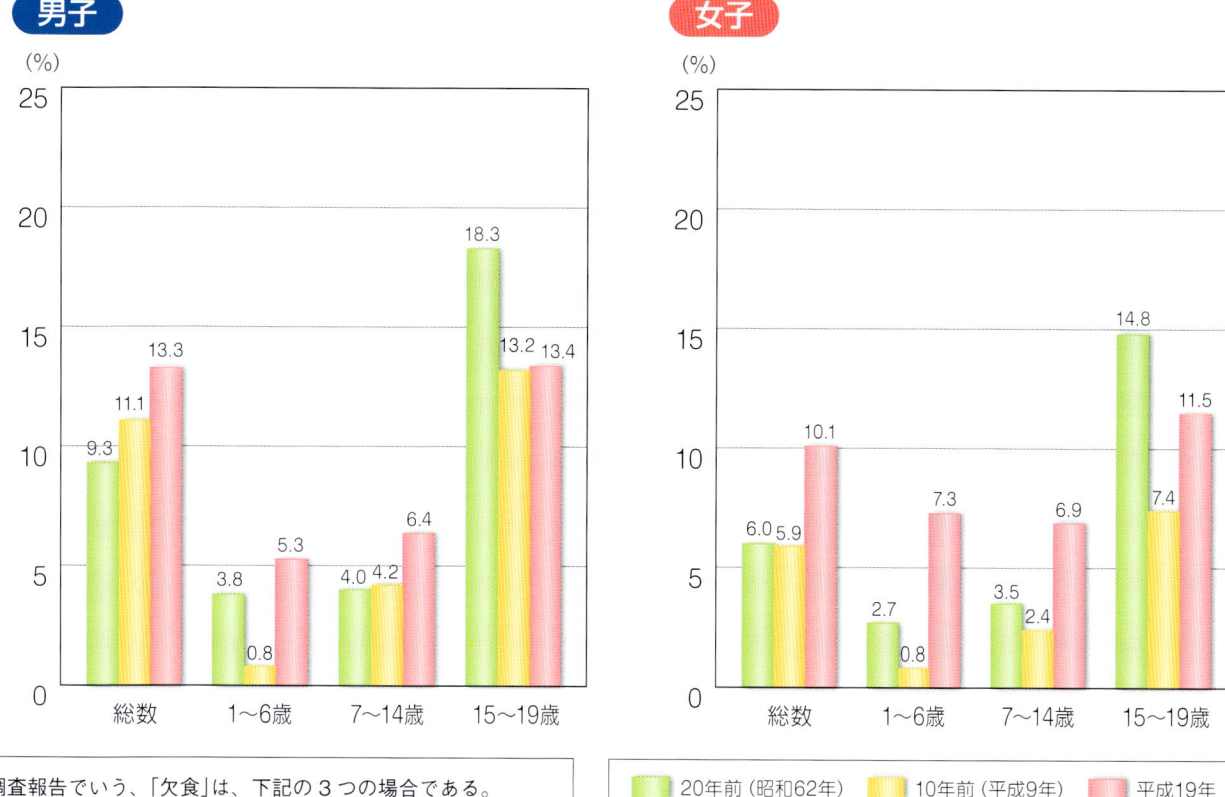

調査報告でいう、「欠食」は、下記の3つの場合である。
・菓子、果物、乳製品、嗜好飲料などの食品のみを食べた場合
・錠剤などによる栄養素の補給、栄養ドリンク剤のみの場合
・食事をしなかった場合

出典：厚生労働省 平成19年「国民健康栄養調査結果」より作図改変

早寝、早起き、朝ごはん

朝食を食べないことがあるとほとんど食べないものの割合の年次推移

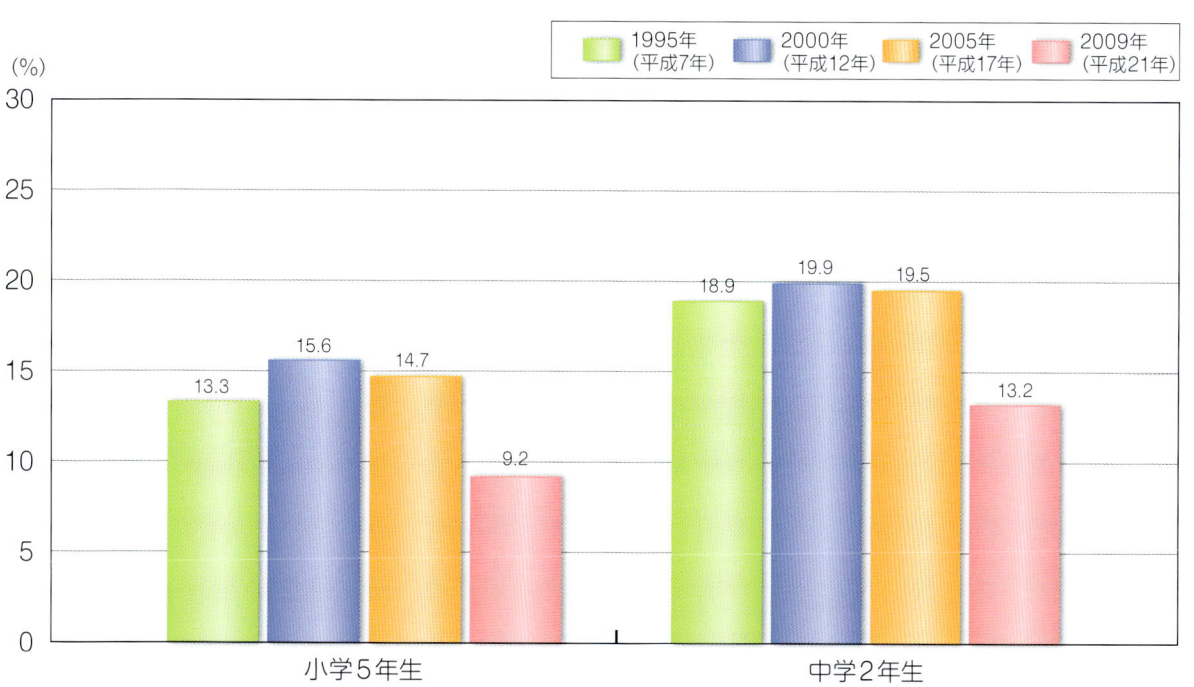

出典：独立行政法人日本スポーツ振興センター「児童生徒の食生活等実態調査報告書」より

1 健康と食生活

朝ごはんを食べないことがある割合

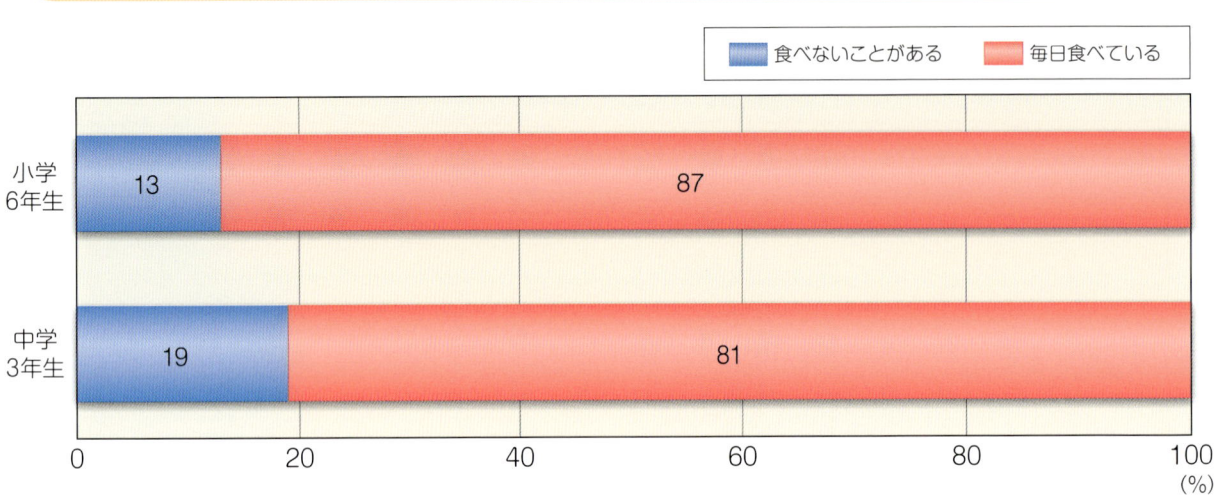

出典：文部科学省「平成20年度 全国学力・学習状況調査」より作図

朝食の摂取状況と学業成績

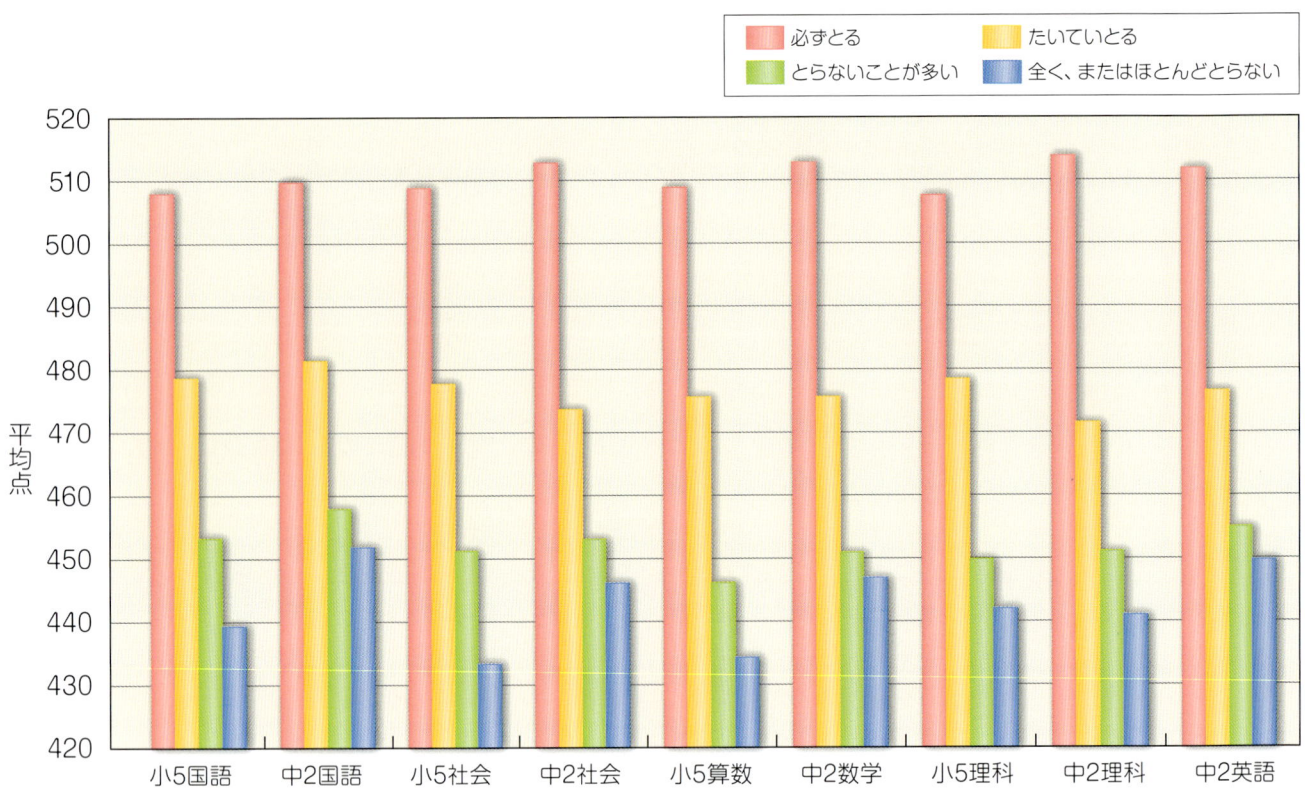

出典：国立教育研究所 平成15年度小・中学校教育課程実施状況調査より作図

1 健康と食生活

朝食の摂取と学力調査の平均正答率との関係

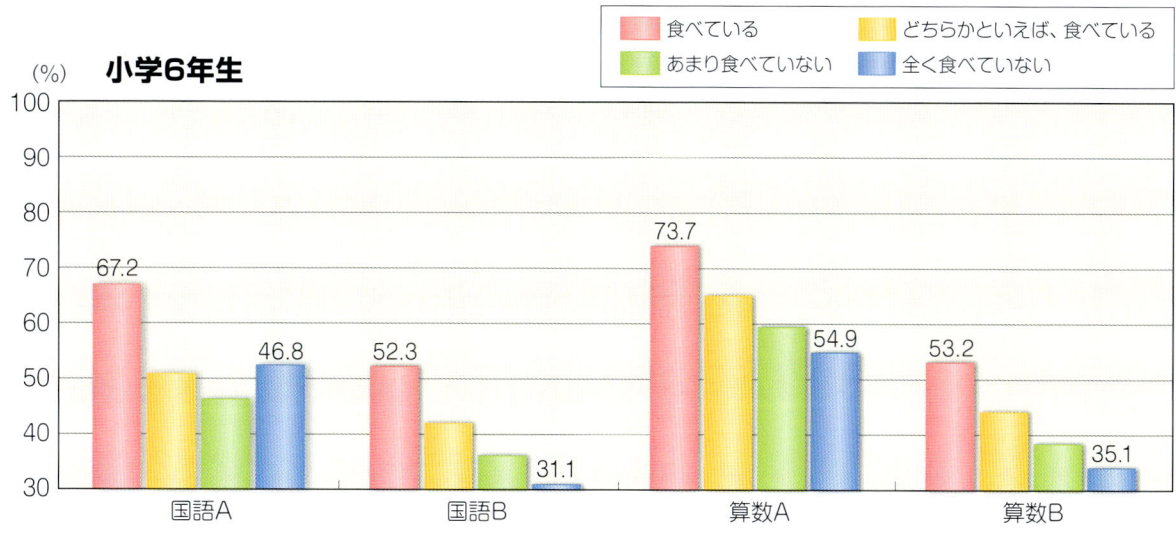

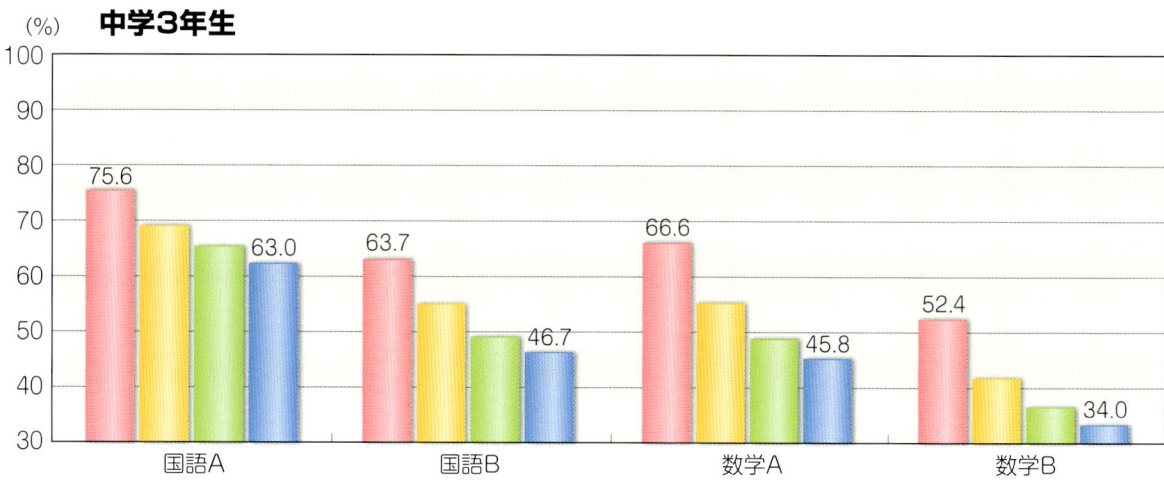

国語A、算数・数学A：主として「知識」に関する問題
国語B、算数・数学B：主として「活用」に関する問題

出典：文部科学省「平成20年度 全国学力・学習状況調査」より改図

1 健康と食生活

朝食の摂食状況と運動能力

　朝食を食べないと運動能力が落ちることも分かっています。文部科学省が平成17年度体力・運動能力調査結果として発表している朝食の摂食状況とシャトルランの成績との関係を下図に示しておきました。

　いつも朝食を食べている群と、いつも朝食を食べていない群ではシャトルランの成績が明らかに違っていて、男女ともに朝食を食べている群の方が成績がよいのです。この理由はすでに12ページで述べたように朝食を食べている群の方において学業成績がよいことと同じだといえます。

　朝食を毎日きちんと食べることによって心と体の調子がよくなり、健康的な生活を送ることができるようになるのです。

朝食の摂食状況とシャトルランの成績との関係

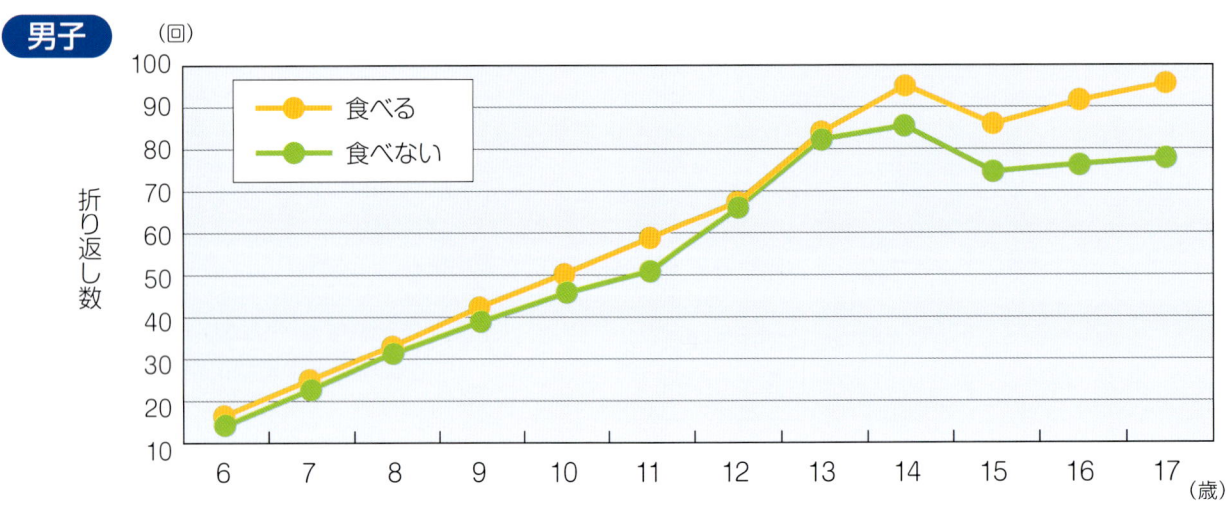

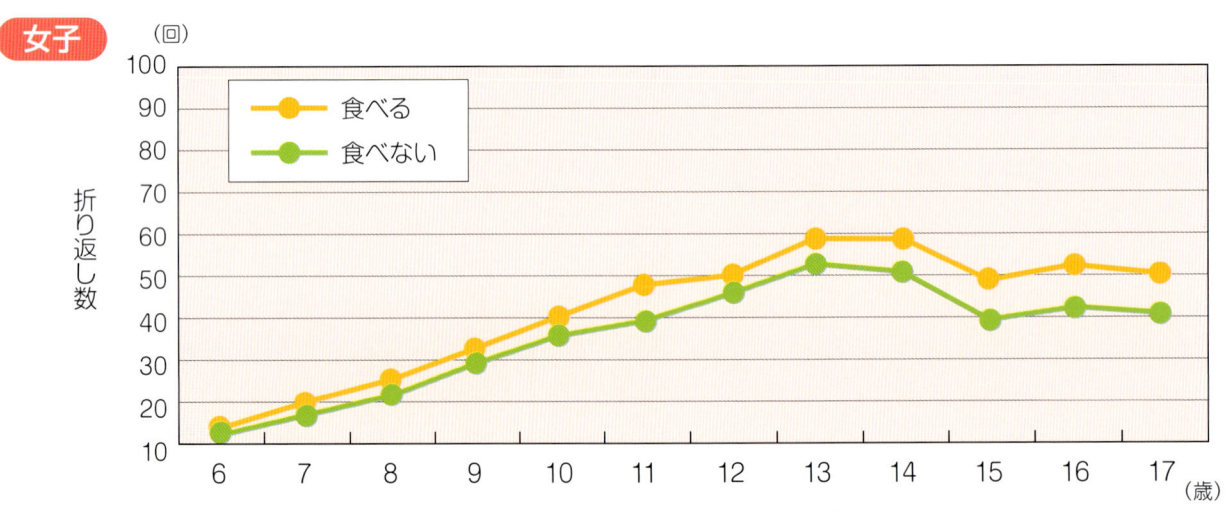

出典：文部科学省「平成17年度 体力・運動能力調査結果」より作図

乳幼児の朝食夕食状況

乳児期は生後1歳になるまでの時期をいいます。したがって離乳が本格的に始まる生後5～6か月ごろまでは朝食や夕食の欠食といった心配をする必要はないのですが、6か月を過ぎてくると離乳食を朝・昼・夕と決まった時間に与えることが重要になってきます。離乳が完了する1歳から1歳6か月にはこの三食の摂食リズムが確立していなくてはなりません。しかし、共働きの保護者が増え、どうしても家族が揃う時間が夜遅くなり、子どもも夜型生活に巻き込まれて朝起きが遅くなっています。家族と保育施設がうまく連携して乳幼児の食事のリズムを守りたいものです。

年齢クラス別　日常の朝食の摂食状況

凡例：ほぼ毎日食べている／時々食べないことがある／ほとんど食べない／不明

年齢クラス	ほぼ毎日食べている（%）	時々食べないことがある（%）
0歳児クラス (n=175)	90.3	6.3
1歳児クラス (n=517)	80.3	16.8
2歳児クラス (n=833)	79.8	17.5
3歳児クラス (n=1308)	88.2	10.0
4歳児クラス (n=1337)	88.6	9.7
5歳児クラス (n=1228)	89.0	9.0
全体 (n=5398)	86.5	11.4

年齢クラス別　日常の夕食の摂食状況

年齢クラス	ほぼ毎日食べている（%）
0歳児クラス (n=175)	97.7
1歳児クラス (n=517)	97.7
2歳児クラス (n=833)	96.5
3歳児クラス (n=1308)	98.3
4歳児クラス (n=1337)	98.9
5歳児クラス (n=1228)	99.2
全体 (n=5398)	98.3

出典：（社）日本栄養士会 子どもの健康づくりと食育の推進・啓発事業委員会 平成13年「食育に関するプログラム」

1 健康と食生活

　平成12年に新しく提唱された「食生活指針」でも強調されていますが、食事は家族や仲間と一緒に楽しく食べることがとても大切なのです。食事を一緒にすることで人と人との結びつきが深まり、また強くなるのです。これは「同じ釜の飯を喰った仲間」という諺の通りです。個食は家族や仲間と一緒に食事をしてはいてもそれぞれの人が別々の食物を食べていることで、孤食は文字通り1人で食事をしていることです。また、テレビを見たりしながらの「ながら食い」も問題です。個食、孤食、そして「ながら食い」では食事を一緒にすることで得られる人間関係の深まりと強化がまったくなくなってしまうことに注意して下さい。

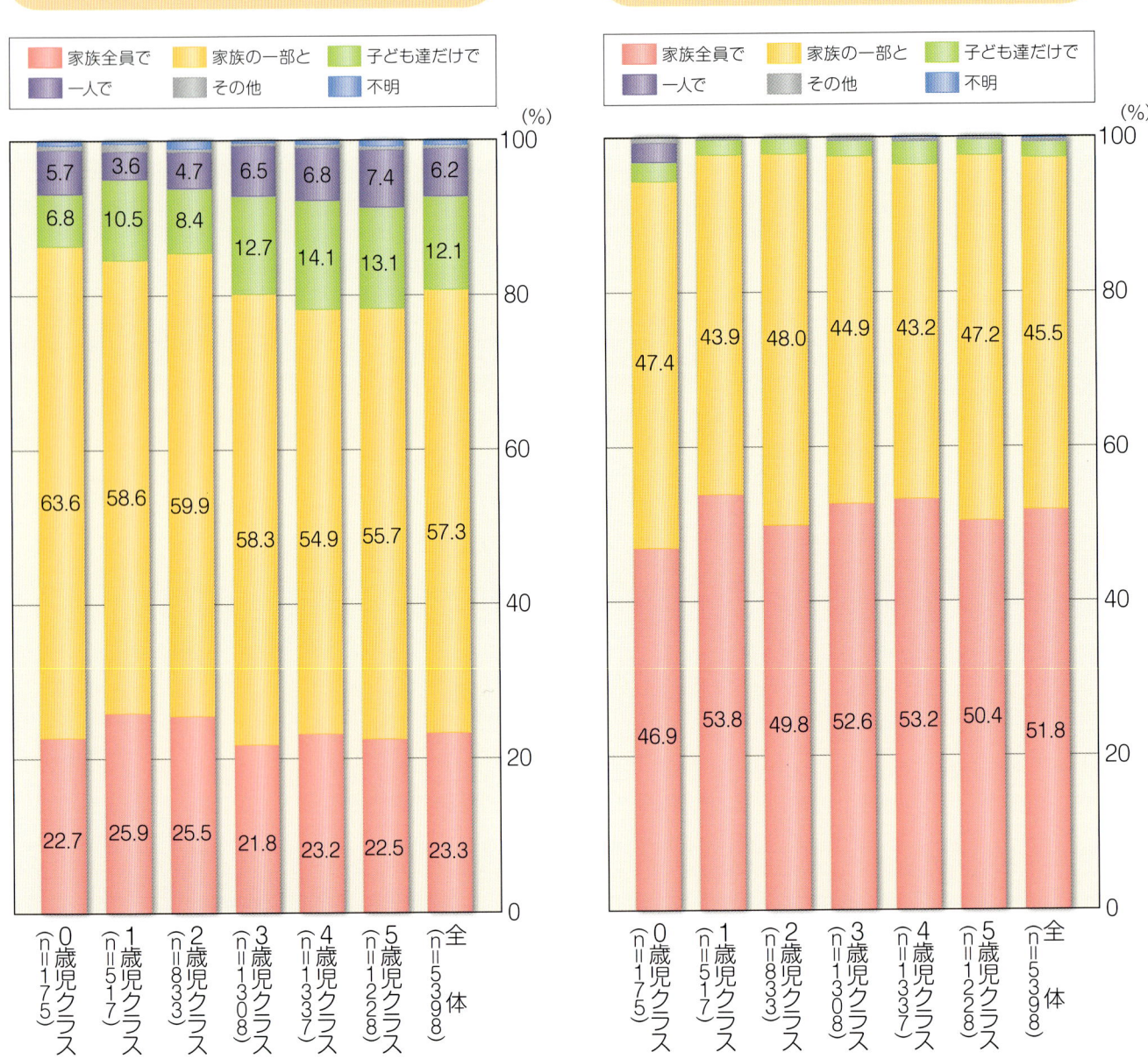

出典：（社）日本栄養士会 子どもの健康づくりと食育の推進・啓発事業委員会
平成13年「食育に関するプログラム」

学年・性別・調査年度別の総コレステロール値の状況

　血清総コレステロールが異常に増加すると動脈硬化が促進し、心筋梗塞や脳梗塞が起こる危険性の増すことが分かっています。わが国の子ども達について血清総コレステロールを測ってみると、その平均値が年々高くなる傾向がみられます。今後ともこの傾向が続くようであれば、その子ども達が50歳、60歳といった年齢になったときに心筋梗塞や脳梗塞といった重大な結果を招くことが心配されています。このようなことにならないために子どものころから健康的な食事、運動、休養を心掛けるとともに、10歳を過ぎれば生活習慣病健診を受けることも必要です。

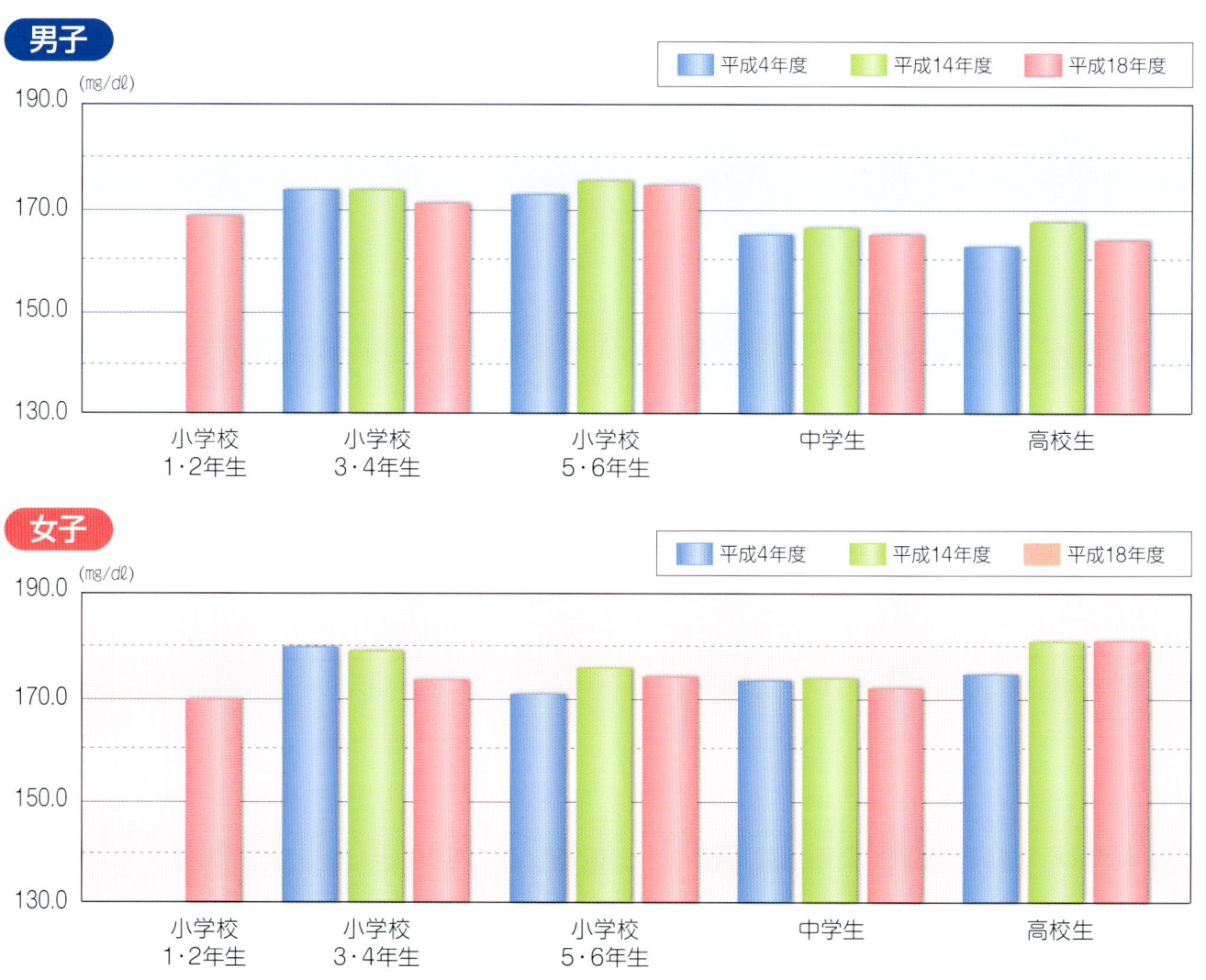

総コレステロール平均値における過去の調査結果との比較

出典：(財)日本学校保健会 平成4・14・18年度「児童生徒の健康状態サーベイランス報告書」より作図

1 健康と食生活

年齢階層別血清総コレステロール値推移の日(J)米(U)比較 (1960年～1990年)

アメリカでは血清総コレステロール値が高い人が多く、これを改善する努力がなされ、年々その平均値が低下してきています。日本でも最近ではその平均値が低下する傾向にありますが、10歳代ではまだ上昇傾向を示していることが問題です。

男

年　　齢	1～9歳	10～19歳	20～29歳	30～39歳	40～49歳	50～59歳	60～69歳
1960（日）	163	149	170	182	181	188	191
1960（米）	—	—	198	227	231	233	230
1980（日）	173	160	185	193	198	201	199
1980（米）	—	—	192	217	227	229	221
1990（日）	170	170	180	191	196	198	194
1990（米）	—	—	189	207	218	221	218

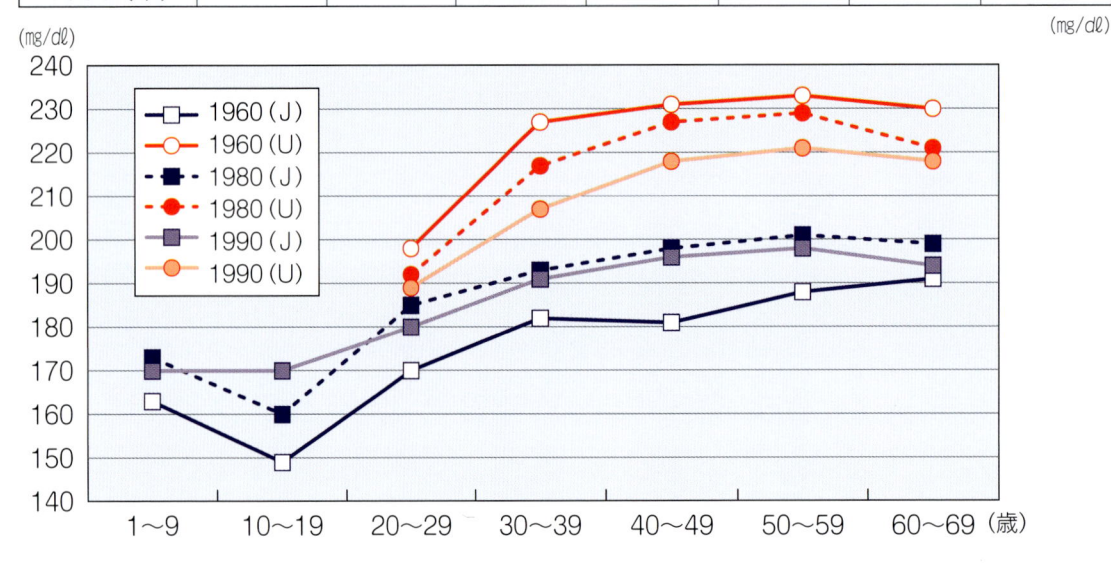

女

年　　齢	1～9歳	10～19歳	20～29歳	30～39歳	40～49歳	50～59歳	60～69歳
1960（日）	173	167	174	178	175	211	194
1960（米）	—	—	194	214	237	262	266
1980（日）	178	170	173	178	191	211	214
1980（米）	—	—	189	207	232	249	246
1990（日）	173	177	177	179	191	208	210
1990（米）	—	—	185	195	217	237	234

出典：J Atherosclerosis & Thrombosis, 2：122, 1996

学年・性別・調査年度別の高コレステロール者の状況

　わが国では学齢期の子どもを含めて 200㎎/dℓ 以上を高コレステロール血症としていました。最近わが国独自の調査結果に基づいて、これが成人では 220㎎/dℓ 以上に改められました。学齢期の子どもについても 220㎎/dℓ 以上とすることになりました。

　小学校高学年以降では正常でも女子の方が男子よりも高い値を示します。ですから高コレステロール血症をすぐ病気としないで、気をつけなくてはいけない目安と考えて下さい。

　血清総コレステロールについて 10 年毎に行われたわが国の全国調査では各年齢で 1960 年から 1980 年にかけてその平均値が上昇しました。これは戦後目覚ましく普及した西欧型の生活様式（脂の濃い食事や自動車の普及による運動不足など）が原因だといえます。しかし、このような生活様式は生活習慣病を増加させることが分かり、バランスのとれた食事、適度な運動や休養の必要性が提唱された結果、1980 年から 1990 年にかけては 10 歳代（女性では 20 歳代を含む）を除いて各年齢で血清総コレステロール平均値が低下しました（20 ページ図参照）。1990 年以降同じような全国調査が行われていないので、正確なことは分かりませんが、今でも若い年齢層では血清総コレステロールの平均値が上昇している可能性が高いのです。若いころから血清総コレステロールの高い状態が続けば、動脈硬化が急速に進むことが分かっています。高脂血症、高血圧、肥満などを生活習慣病危険因子といいますが、これら危険因子があっても自覚症状に乏しいのが普通で、自覚症状が出たときは多くの場合手遅れなのです。そこで学校保健の立場からすると、生活習慣病を予防するための健康教育を推進すること、及び生活習慣病危険因子を早期に発見して、これに適切に対応するための方策を検討し、実践すること（糖尿病については学校での健康診断として平成 4 年からすでに行われている）が必要なのです。

1 健康と食生活

血清総コレステロール異常域と境界域との出現頻度(%)の年次推移

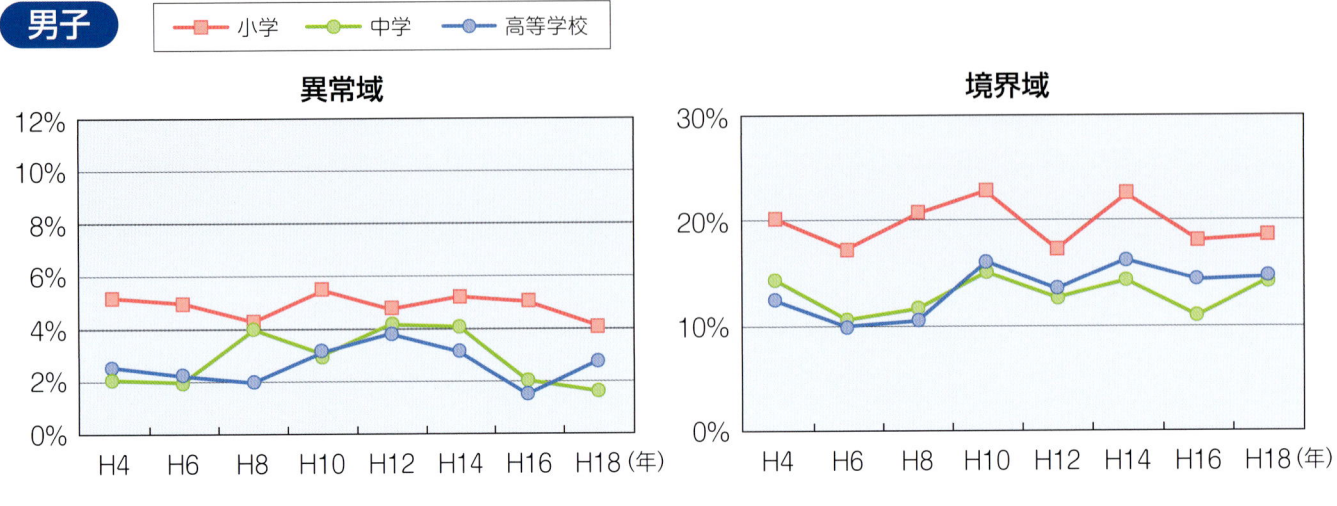

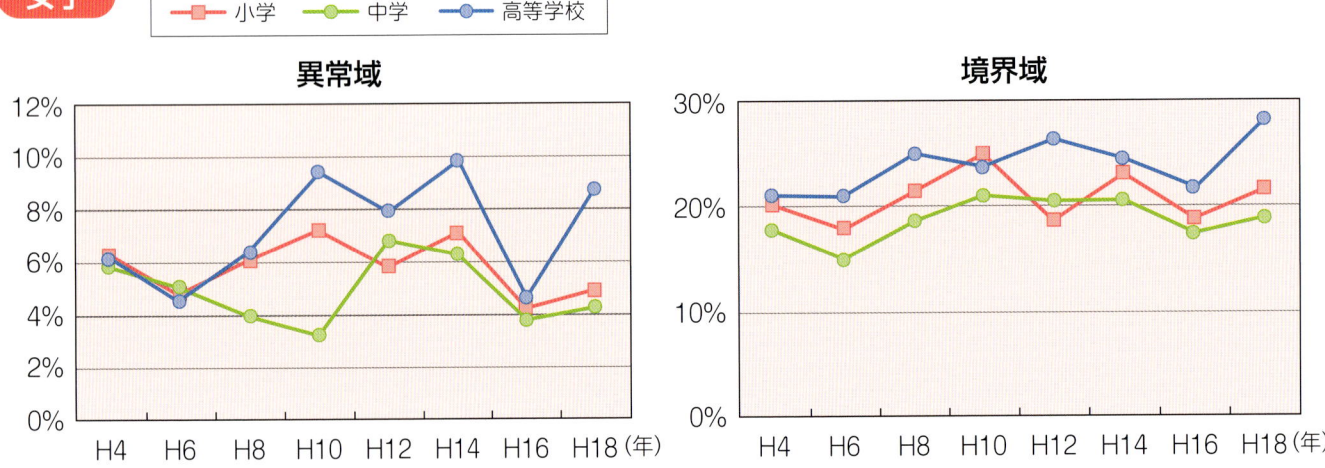

出典：(財)日本学校保健会 平成18年度「児童生徒の健康状態サーベイランス」事業報告書より作図改変

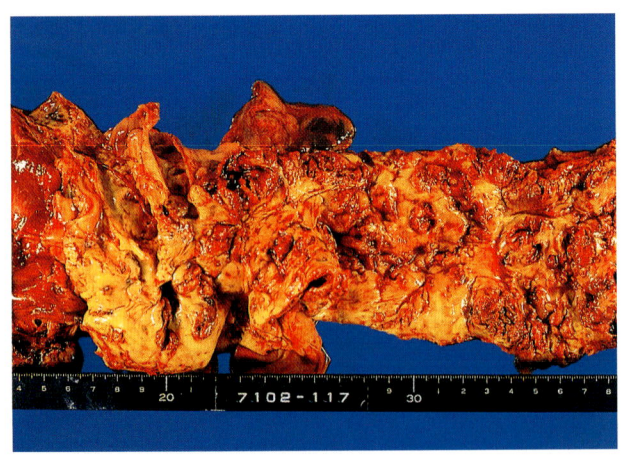

コレステロールがついた血管（大動脈硬化症）
粥腫形成が見られます
（血管壁についたやわらかいかたまり）

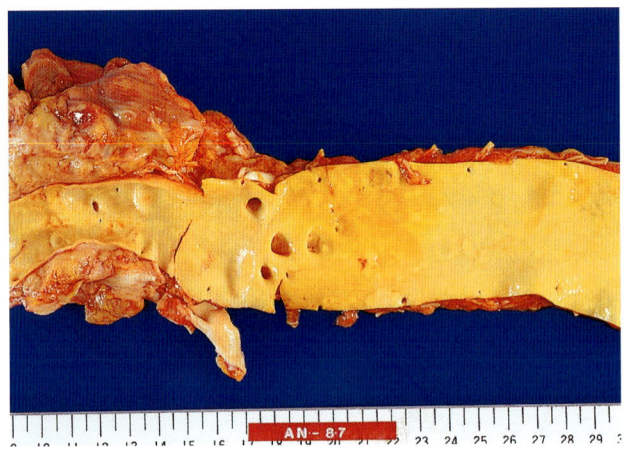

正常な大動脈

食習慣と生活習慣病

1 健康と食生活

　ここでは、不適正な食習慣が具体的に生活習慣病とどのように関わっているのかを説明します。現在の子どもたちにみられる不適切な食習慣の中で脂っこいものの食べ過ぎ、でんぷんなどの複合糖質や野菜と果物の不足が深刻です。乳幼児のころから和食を中心にした食習慣をつけることが大切です。

不適正な食習慣	生活習慣病	正しい食習慣
①食べ過ぎ	肥満、糖尿病 高脂血症、高血圧 脂肪肝 高尿酸血症	体重の測定 腹八分目に食べる 買い物は食後
②油っこいものの食べ過ぎ	肥満 高脂血症 大腸がん、乳がん	和食の選択 油料理の制限 肉の脂身の除去
③食塩の摂りすぎ	高血圧 胃がん 脳血管障害	うす味への慣れ 食卓塩、食卓醤油の中止 塩蔵類、つけもの類の制限
④複合糖質の不足	肥満 便秘 大腸がん	食物繊維食品の摂取 和食の選択
⑤野菜、果物の不足	動脈硬化 便秘、大腸がん	新鮮な野菜、果物の増加
⑥アルコールの飲み過ぎ （未成年者の飲酒は法律で禁じられています）	肝炎、肝硬変、膵炎 肝臓がん 動脈硬化	適度な飲酒
⑦不適切な食べ方	肥満、高脂血症 糖尿病、動脈硬化	欠食、過食をしない 夜食をしない ゆっくり食べる おいしく、楽しく食べる

1 健康と食生活

バランスのとれた食生活

　厚生労働省（旧厚生省）は1985年に「健康づくりのための食生活指針」を策定し、このとき、主食，主菜、副菜を添えて1日30種類の食品を食べること、動物性脂肪よりも植物性油を多めに摂ること、食塩摂取を1日10g以内にすること、心の触れ合う楽しい食生活が健康によいバランスのとれた食事の目安になるとしました。25ページの図をみると、子どもでも摂取食品数が30品以上であればすべての栄養素が充足されていることが分かります。1990年には「対象特性別の食生活指針」を策定して、具体的に成長期の食生活指針を示しました。2000年には21世紀へ向けての食生活指針を策定しました。この食生活指針の特徴の1つは果物を食材の1つに加えたことと、水を明確に栄養素の1つに位置付け、そして主食、主菜、副菜を食事を構成する基本としたことです。

　国民の食生活をより健康なものにするために、2005年以前は健康人を対象として国民の健康の保持・増進、生活習慣病の予防のために標準となるエネルギー及び各栄養素の摂取量を示し、健康増進施策、栄養改善施策等の基本となるものとして日本人の栄養所要量を示してきましたが、これを2005年からは日本人の食事摂取基準と改めて栄養よりも食事の観点から日本国民が必要とするエネルギーと各栄養素の摂取量を示すことになりました。現在2010年版日本人の食事摂取基準が発表されています。この食事摂取基準では食べすぎてはいけないものともっと食べなくてはいけないものが示されていることも大きな特徴です。

　子どもも含めて一人ひとりの国民がバランスのとれた食事をするための具体的な食事内容を決めるために、食事バランスガイドが発表されていて、これはインターネットを介して自分の現在摂っている食事の内容と、もしその食事に問題があれば、その改善の仕方を教えています。食事バランスガイドについては26ページで説明します。

　「朝食の必要性」のところで説明したように、朝、昼、夕の三食を規則正しく食べること、食事を摂るときはよくかんで食べること、主食、主菜、副菜を頭に入れて、いろいろな食品を数多く食べること、適度な運動と休養（睡眠）をすることが、健康な心と体をつくるために必要であり、重要なのです。

摂取食品数別栄養素等充足率

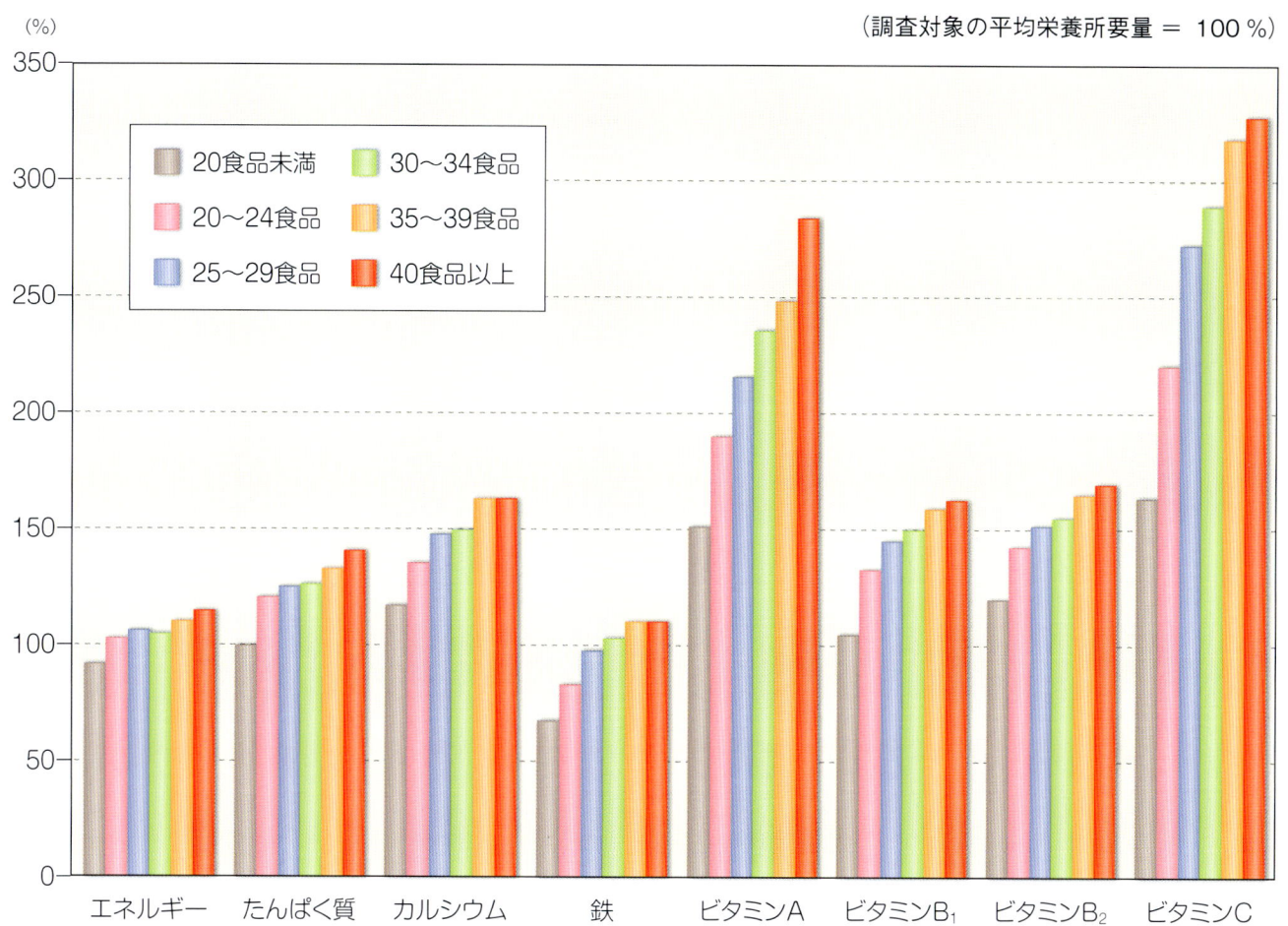

摂取食品数が25品未満の子どもでは鉄の不足がみられます。

　摂取食品数が20食品未満の子どもはエネルギーの充足率が、25〜29食品では鉄の充足率が、平均栄養所要量を下回っています。摂取食品数が多くなるにつれて、どの栄養素の充足率も高くなっています。

出典：東京都衛生局　平成6年 幼児健康栄養調査結果

1 健康と食生活

食事バランスガイドの使い方

　「食事バランスガイド」は、望ましい食生活についてのメッセージを示した「食生活指針」を具体的な行動に結びつけるものとして、1日に「何を」「どれだけ」食べたらよいかの目安を分かりやすく示したもので、厚生労働省と農林水産省の共同により平成17年6月に策定されました。厚生労働省と農林水産省のインターネットサイトからその使い方を知ることができます。農林水産省のサイト（http://www.maff.go.jp/j/balance_guide/index.html）では、初級編、中級編、上級編に分かれていて、6歳以上の子ども向けは初級編に載っています。幼児向けもいろいろな自治体、たとえば東京都から報告されています（http://www.fukushihoken.metro.tokyo.jp/kenkou/kenko_zukuri/ei_syo/youzi/index.html）。食事バランスガイドでは、全体をコマに見立てて、食事と運動のバランスがよければ、コマがよく回ることになります。食事

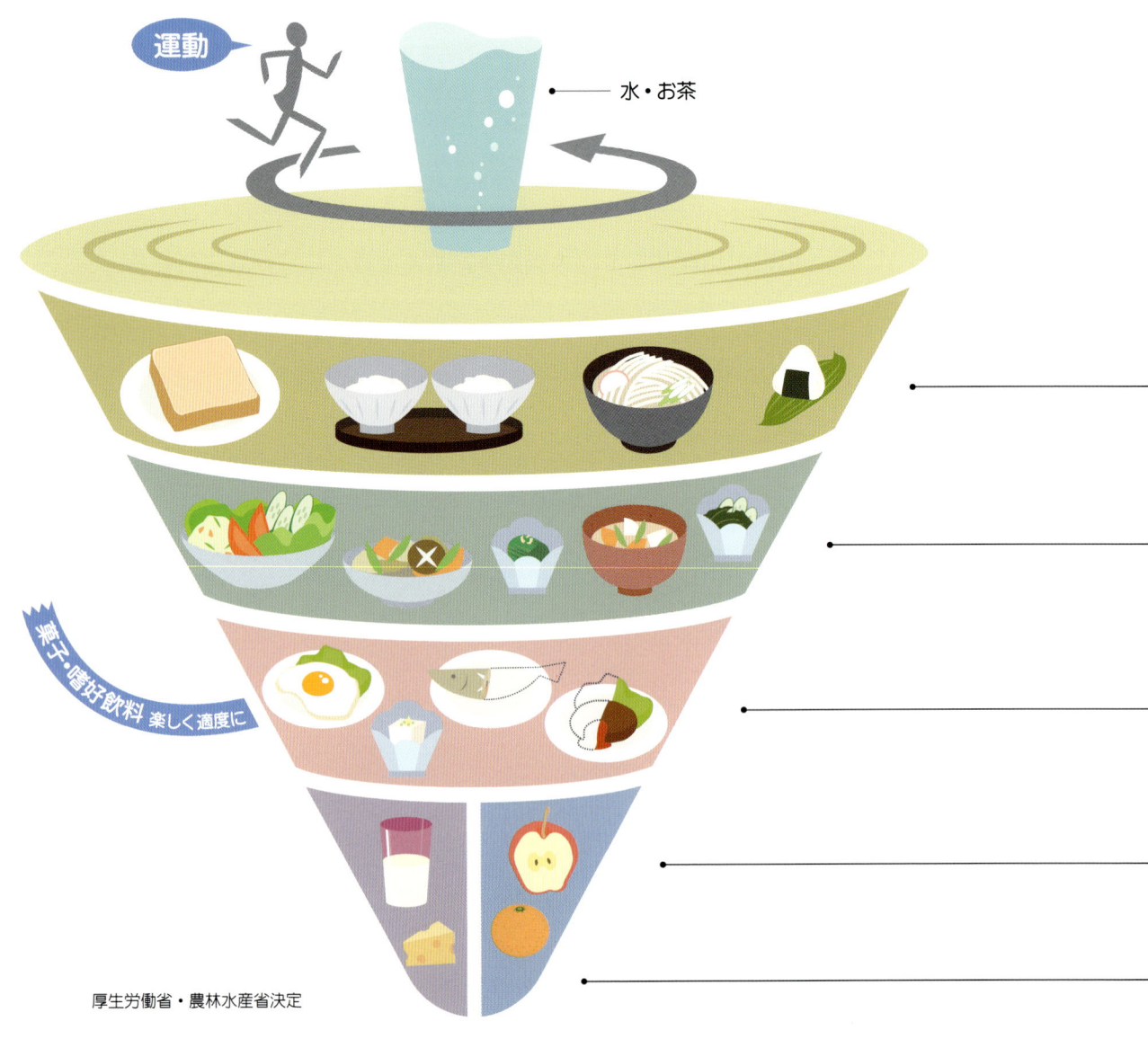

厚生労働省・農林水産省決定

1 健康と食生活

で「何を食べるか」については主食、副菜、主菜、牛乳・乳製品、果物、水・お茶、菓子・嗜好飲料を示し、それらを「どのぐらい食べるか」については「つ（SV）」で示しています。さらにこのコマを人が運動しながら回していて、運動の重要性を強調しています。

「つ（SV）」とは

「つ（SV）」の「つ」は1つ、2つの「つ」で、これは米国でFood Guide Pyramidが食事の適正な摂取の指導のために策定されたときにどのぐらいの量の食べ物を食べてたらよいかの目安を示すためにserving（SV）（食べ物を盛り付けるという意味）という単位を用いたことに基づいています。1 servingは1回に盛り付ける量と考えてください。

米国のFood Guide Pyramidはわが国の食事バランスガイドをさかさまにしたかたちで、ピラミッドのもっとも下の部分が主食、その上に副菜、その上に主菜が乗っていて、もっとも上のとがった部分は不適正な食事(止めなくてはいけない食習慣)になっています。米国では子ども用のFood Guide Pyramidも策定されていて、このピラミッドの周りでは、子どもがいろいろな遊びをして、からだを動かしている様子が描かれているのが、すばらしいといえます。

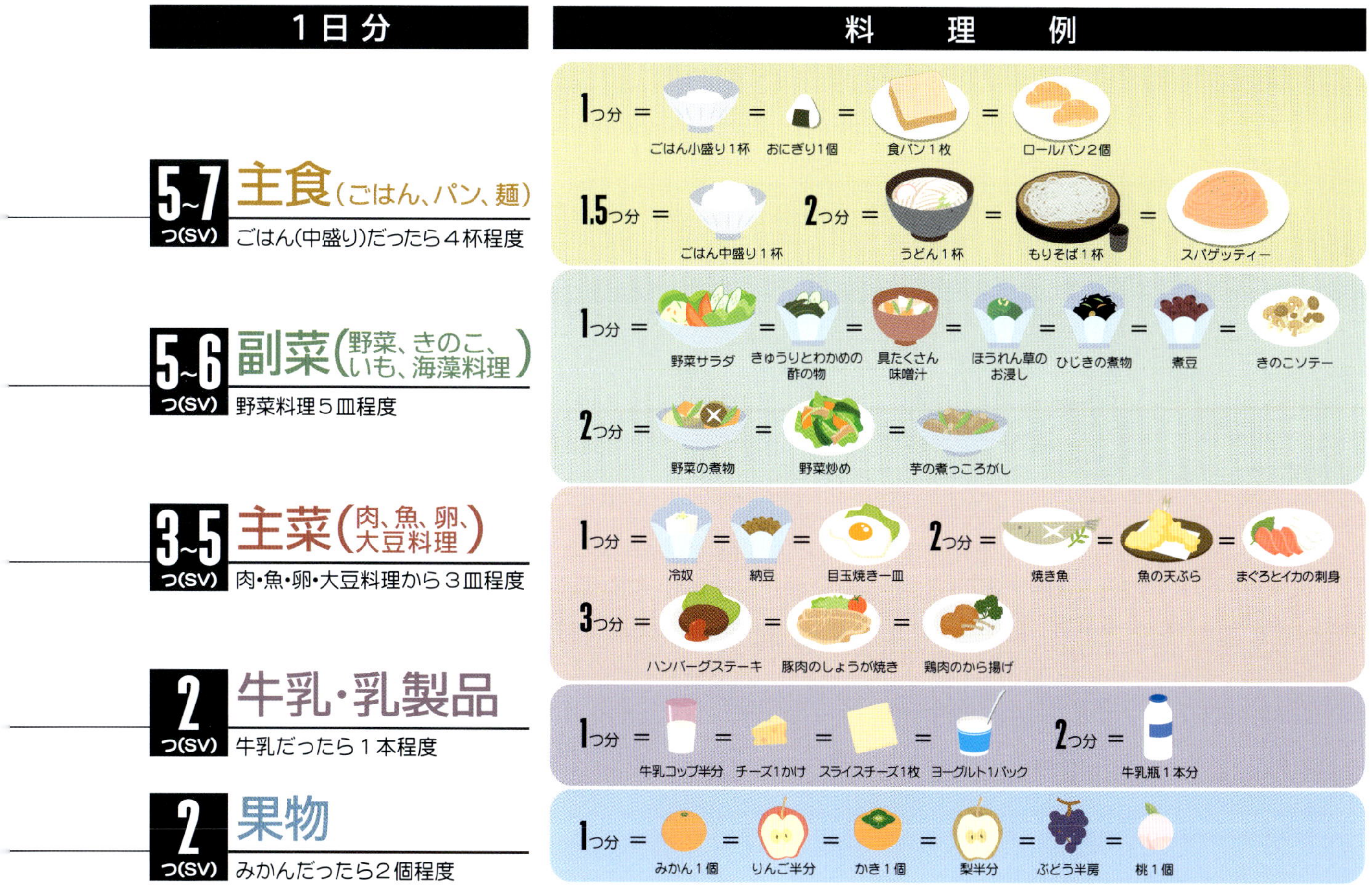

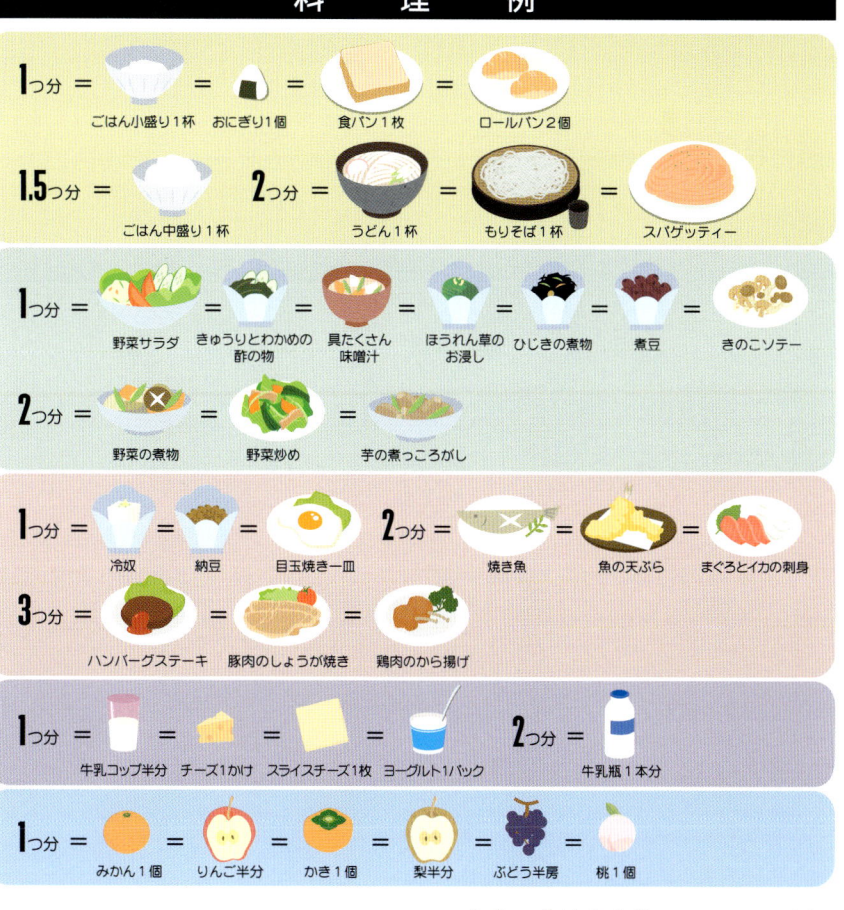

出典：農林水産省ホームページより

2 健康と運動

　人間も動物です。動物は動くから動物といわれるのですが、動物が体を動かす主な動機は食べ物を探すためです。ところが人間は文字通り体を動かすことなく、食べ物を手に入れることができるようになりました。農業は機械化され、漁業も大仕掛けな網を使ったり、養殖をすることで魚介類を獲っています。畜産も体を使うことは極めて少なくなっています。このように第一次産業に関わる人も体を動かさなくなっていますし、まして毎日食べる物を手に入れる立場の人は体を直接動かして食べ物を手に入れているわけではありません。ですから日本のように先進国といわれる国の多くの人は日常的に体を動かす動機がないのです。子どもは大人と違って遊びを通じて体を動かし、筋肉や骨格の発育・発達に役立ててきました。経済的に余裕ができた結果、親は子どもにより高い学歴をつけさせようと勉強に追いやるため、体を動かして遊ぶ時間がなくなっています。

運動をする習慣を…

　食事をしないで、また休むことも寝ることもしないで1日を過ごすことはできません。必ず「おなかが空き」ますし、「疲れて、眠りたく」なります。しかし、丸1日運動しないでいても、どうしても体を動かしたいという気持ちにはなかなかならないのです。これが大きな問題です。運動しないでいると筋肉や骨が弱くなります。食べた栄養の代謝にも異常が生じ、動脈硬化や糖尿病になりやすくなったり、心臓や肺の機能も低下してきます。

　子どもの頃から運動しないことが原因で生じる健康障害が実際に分かる状態になるには、何十年もかかってしまいます。そして、そのことが分かったときには、多くの場合手遅れなのです。1週間のうち3から4日ぐらいは少なくとも30分から1時間は程よく疲れる程度の運動をする習慣をつけなくてはなりません。これには自分にあった楽しいスポーツを見つけることです。

幼児の家の外での遊び時間と種類

遊び ― 家の外での時間 ―（通園施設別）

(%)

	全体	保育園児	幼稚園児
計（人数）	100.0 (1,178人)	100.0 (448人)	100.0 (730人)
30分未満	38.6	68.8	20.1
30分～	30.7	20.1	37.3
1時間～	22.6	6.7	32.3
2時間以上	7.3	2.7	10.1
無回答	0.8	1.8	0.1

遊び ― 家の外での種類 ―（年齢別）

主なもの2つ回答　n＝1178　(%)

	全体	3歳	4歳	5歳	6歳
計（回答数）	100.0 (2,233)	100.0 (326)	100.0 (809)	100.0 (644)	100.0 (454)
ボール遊び	16.9	10.7	14.6	18.3	23.3
自転車・三輪車など	32.3	32.5	32.3	31.1	34.1
鬼ごっこ・かくれんぼ	8.9	7.7	7.9	10.2	9.5
公園のブランコ等	27.0	33.7	29.9	24.7	20.3
その他	14.2	14.7	14.8	14.9	11.9

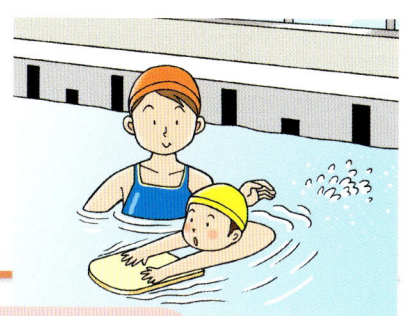

スポーツクラブ等の利用状況と利用種類

スポーツクラブ等 ― 利用種類 ―（年齢別）

（「通っている」と答えた人のみ）　複数回答　(%)

	全体	3歳	4歳	5歳	6歳
人数	375人	33人	104人	117人	121人
スイミング	77.9	81.8	77.9	73.5	81.0
野球	0.5	―	1.0	0.9	―
サッカー	2.7	―	1.0	1.7	5.8
バレエ	7.5	18.2	6.7	6.0	6.6
その他	29.1	9.1	23.1	41.9	27.3

出典：東京都　平成6年「幼児期からの健康づくりのために」

2 健康と運動

健康づくりに大切な学齢期の運動やスポーツ

　人が生きていくには適切な食事、運動、休養が必要です。この中で食事と休養にはだれでも関心を持っています。「飲まず食わず」でいると、どうしても何か食べたり、飲んだりしてしまうので、水を飲むことを含めて食事の大切さを経験しているのです。休養についても、「眠らず、休まず」ではつい眠ってしまったり、休んでしまったりするので、休養の大切さをよく知っているのです。ところが、身体を動かさないでいても身体を「いても立っても身体を動かさないではいられない」といった心と体の状態にはならないのです。食べなければ食べたくなる、眠らなければ眠くなるのとは違って、「身体を動かさないでいると、身体は一層動かなくなってしまう」のです。

　動物は餌を探すために必ず身体を動かしていますが、人はこの必要がないのでどうしても身体を動かすことが少なくなってしまいます。その上電車や自動車などによる交通が発達しているので一層身体を動かすことがなくなっているのです。現在の生活の中で健康を維持増進するために運動をするには、意識して歩く、走るといったことや楽しいスポーツをする必要があるのです。1日30分は意識して運動をする習慣を身につけましょう。

学校の体育以外の運動習慣

	小学校2年生		小学校4年生		小学校6年生		中学校2年生		高校2年生	
	女子	男子	女子	男子	女子	男子	女子	男子	女子	男子
はい	77.2	81.7	79.8	87.4	67.4	82.7	73.4	89.0	41.5	66.5
いいえ　　(%)	22.8	18.3	20.2	12.6	32.6	17.3	26.6	11.0	58.5	33.5
有効回答数	1067	1043	1041	1087	1086	1131	897	957	955	1132

どのように運動をしているか

（複数回答）

	小学校2年生		小学校4年生		小学校6年生		中学校2年生		高校2年生	
	女子	男子	女子	男子	女子	男子	女子	男子	女子	男子
学校のクラブ活動でしている	2.7	3.8	31.8	33.9	41.3	43.0	86.0	88.5	74.2	68.8
地域のスポーツクラブでしている	24.4	37.7	28.5	42.9	27.7	43.6	6.7	11.7	6.1	9.6
家族としている	28.9	24.6	25.7	18.6	16.6	12.7	11.4	5.5	7.7	3.7
友達としている	58.8	55.8	52.3	58.9	46.7	55.5	17.5	30.6	11.0	25.1
一人でしている　　(%)	28.6	28.1	24.3	26.8	22.5	23.2	18.8	29.0	20.5	29.5
有効回答数	817	832	828	944	728	932	656	852	391	752

出典：文部科学省スポーツ青少年局　平成14年「児童生徒の心の健康と生活習慣に関する調査報告書」

2 健康と運動

1週間に2時間以上～4時間未満の運動時間の年次推移

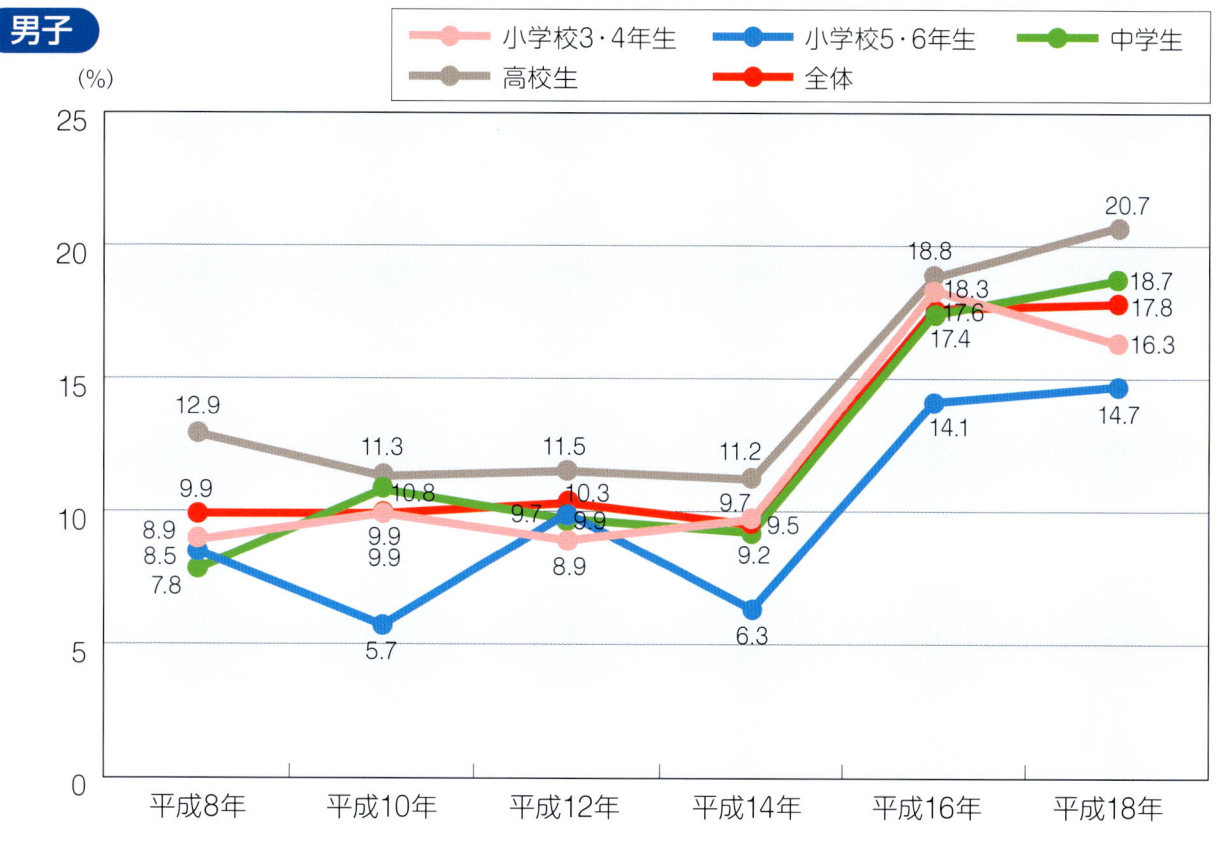

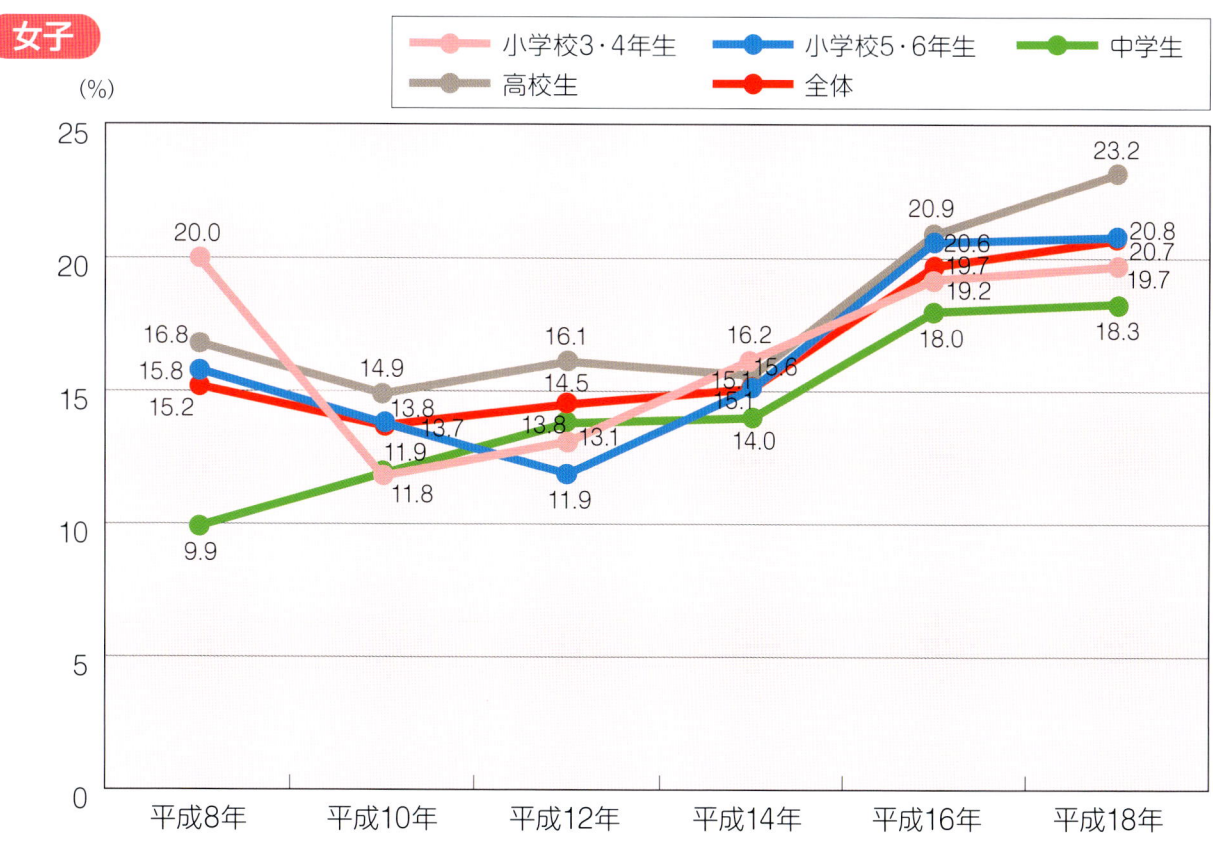

出典：(財)日本学校保健会　平成8、10、12、14、16、18年
「児童生徒の健康状態サーベイランス」事業報告書より作図

2 健康と運動

1週間に10時間以上〜12時間未満の運動時間の年次推移

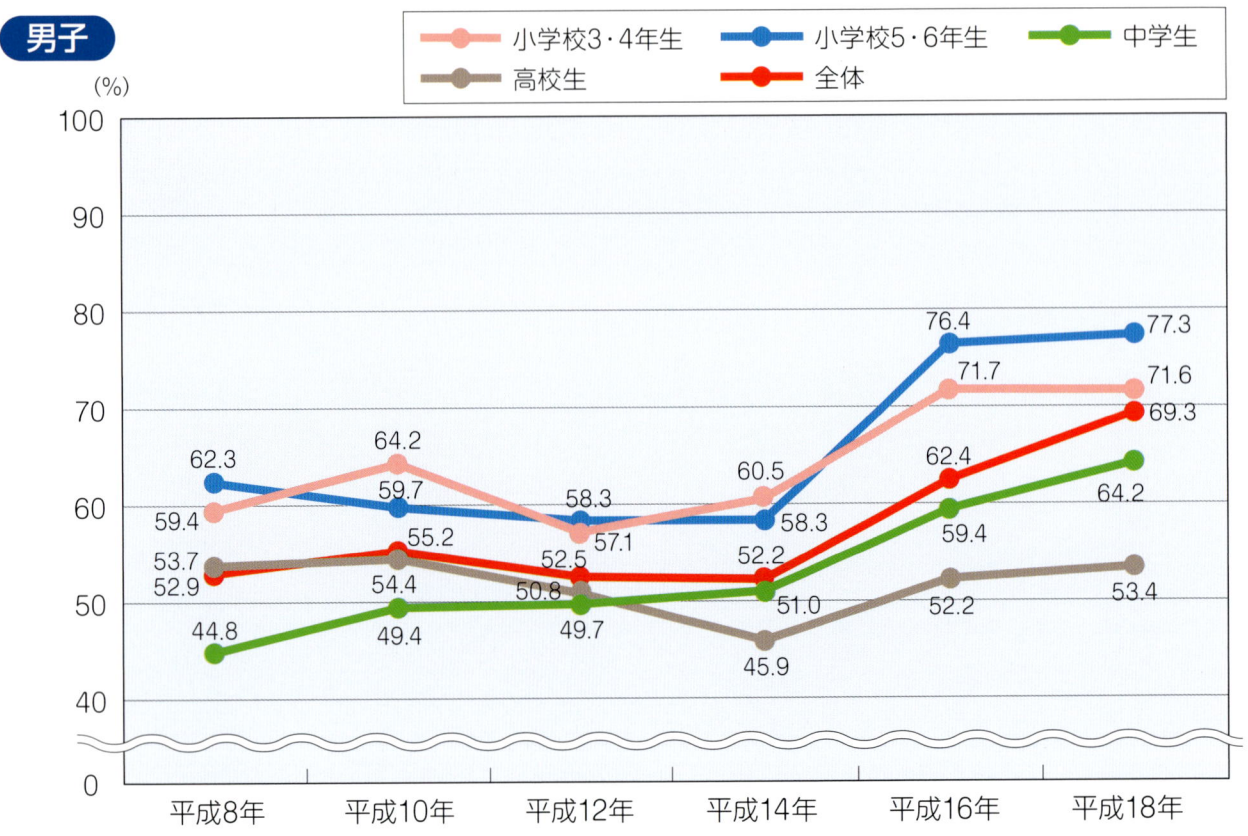

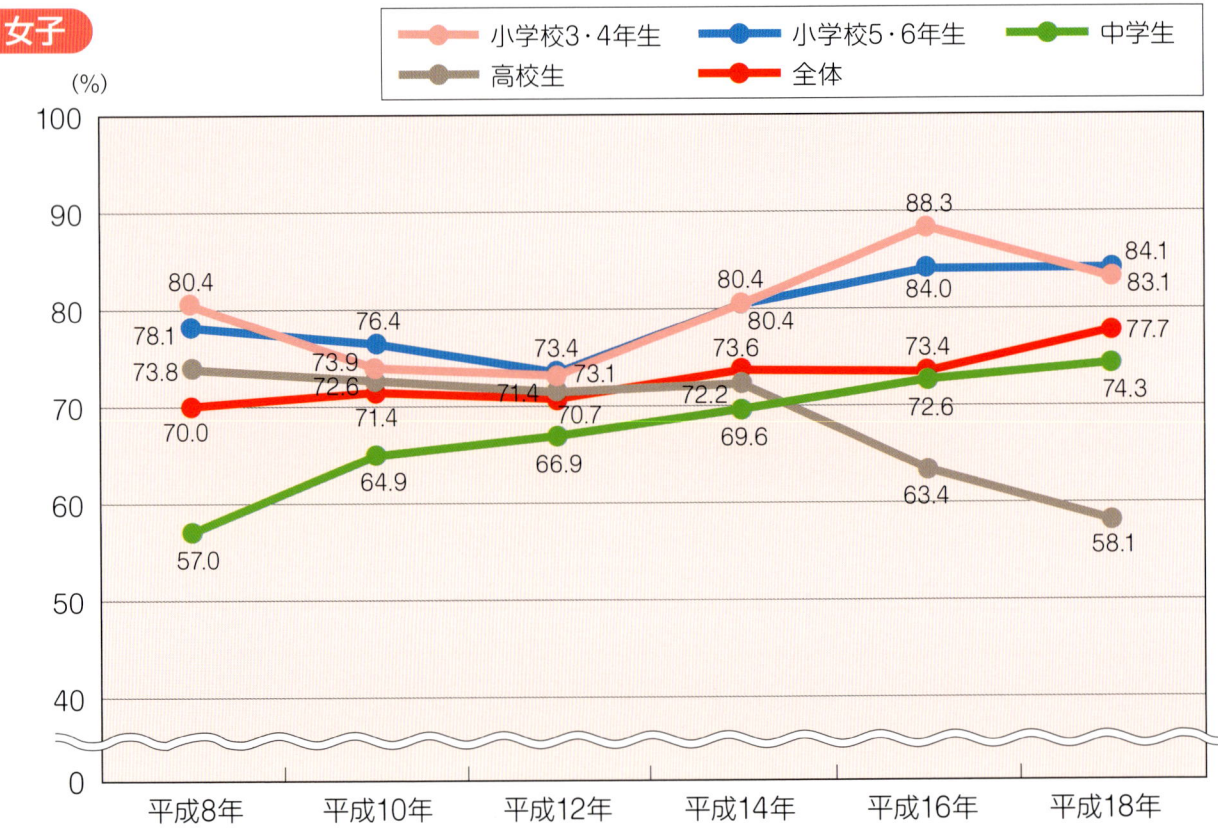

出典：(財)日本学校保健会　平成8、10、12、14、16、18年「児童生徒の健康状態サーベイランス」事業報告書より作図

運動期間で変わる筋力消失速度

運動は思いついた時だけやっても効果的ではありません。習慣化することが大切です。下の図は長期軽量型トレーニングと短期強化型トレーニングを比較した筋力増加率です。無理なく持続的な運動をした人の方が筋力はアップしていることが分かります。

どのように運動をしているか

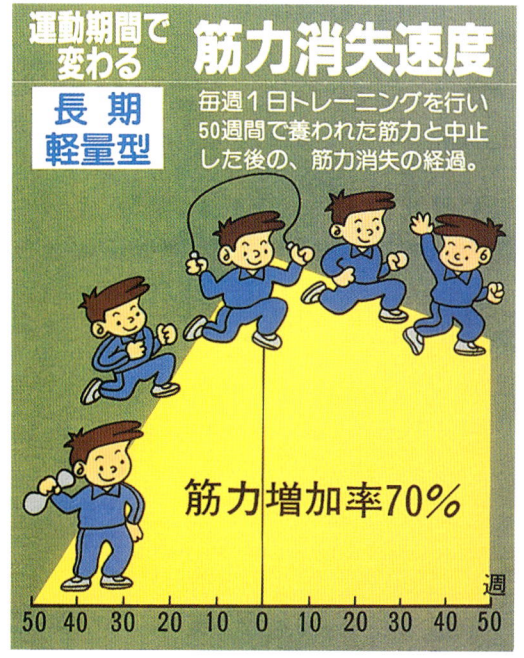

長期軽量型

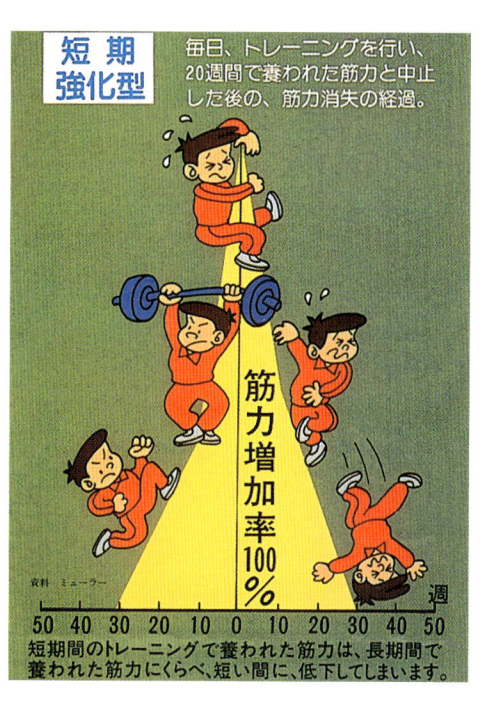

短期強化型

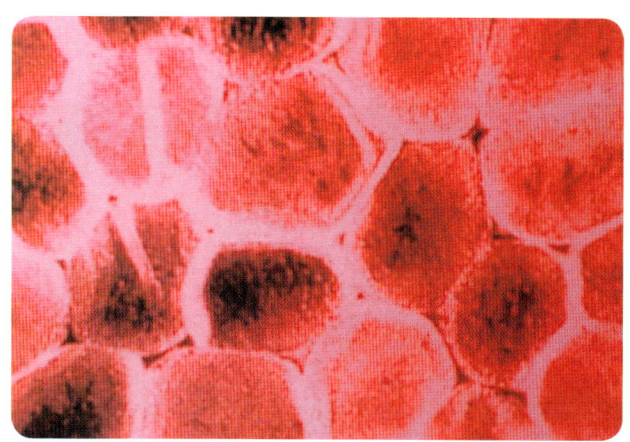

毎日運動をしている人の筋繊維は1本1本が太くなっています。

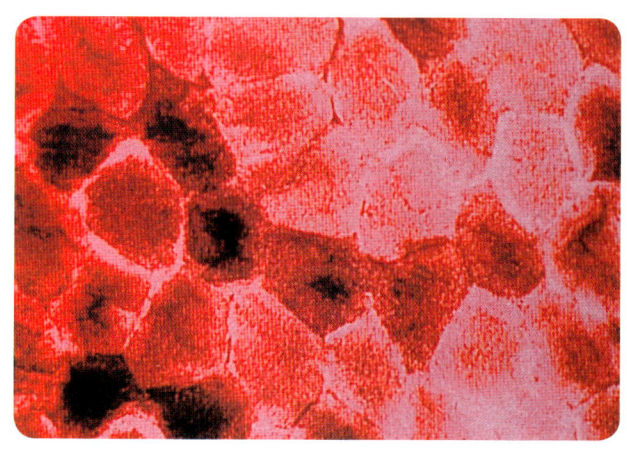

運動をしていない人の筋繊維はしている人の半分ぐらいの太さです。

❷ 健康と運動

筋繊維の発達するようす

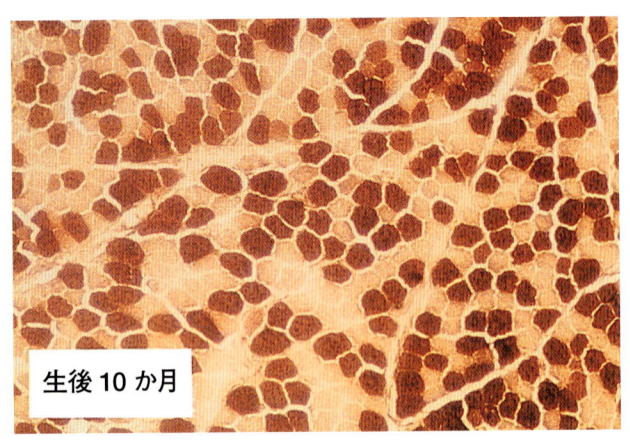
生後10か月

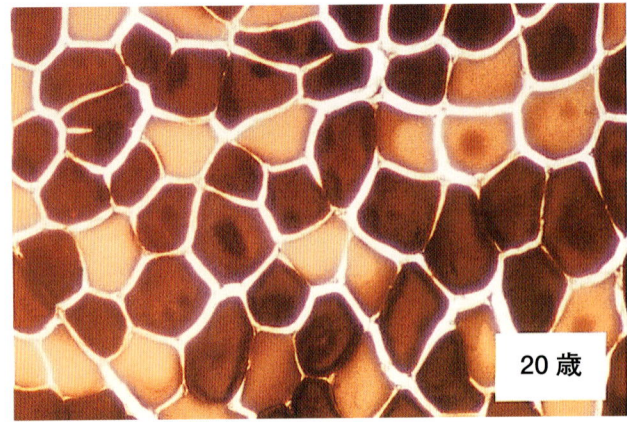
20歳

筋繊維は体の成長とともに発達します。

心臓や血管の病気を予防する運動

運動には筋力増加の他に、筋肉中の毛細血管の発達をよくする効果があります。

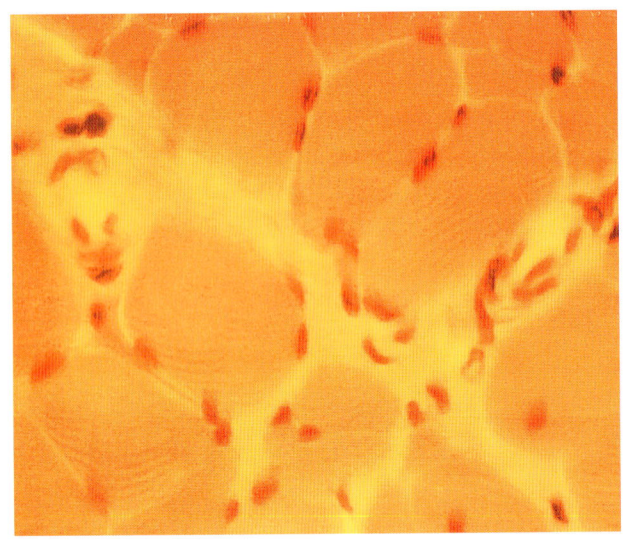

運動をしている人の筋肉の断面図
毛細血管の数が多く、血液の循環がよりスムースになります。

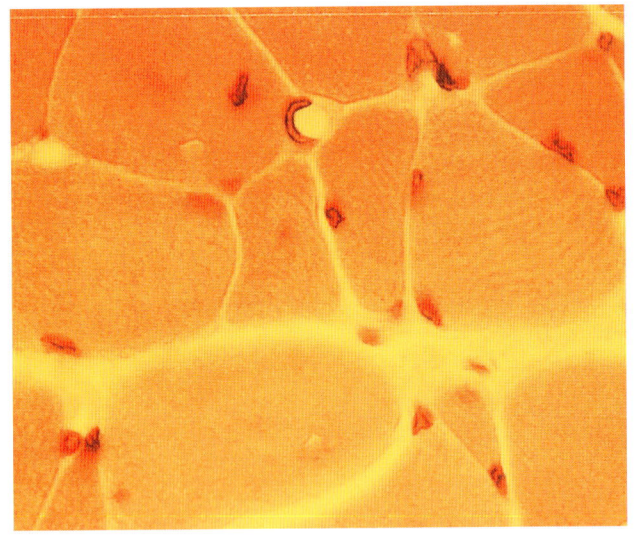

運動をしていない人の筋肉の断面図
毛細血管の数が少なく、血液がすみずみまでいきわたりません。

2 健康と運動

血管腔　脂質(橙色部)　内膜　　　　　心外膜脂肪細胞の脂質

脂質とコレステロール結晶(黄色)　　　結晶状のコレステロール(白色)　　　血管腔

冠状動脈の内膜が肥厚して、内腔が狭くなっています。

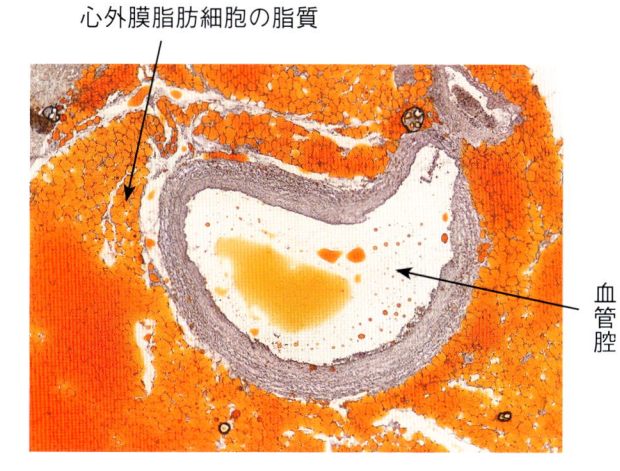

正常な冠状動脈では、脂質の沈着はなく、内腔は保たれています。

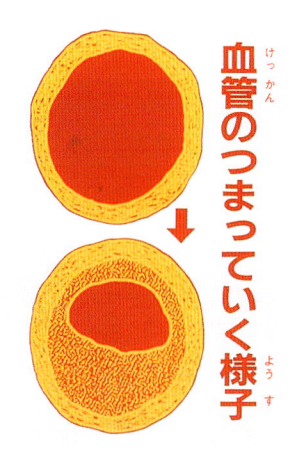

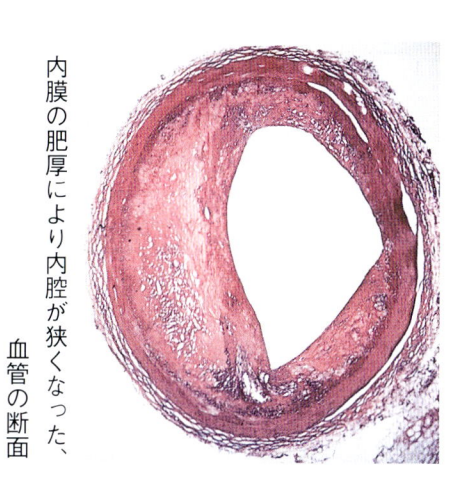

血管のつまっていく様子

内膜の肥厚により内腔が狭くなった、血管の断面

運動で減らせる血液中の中性脂肪

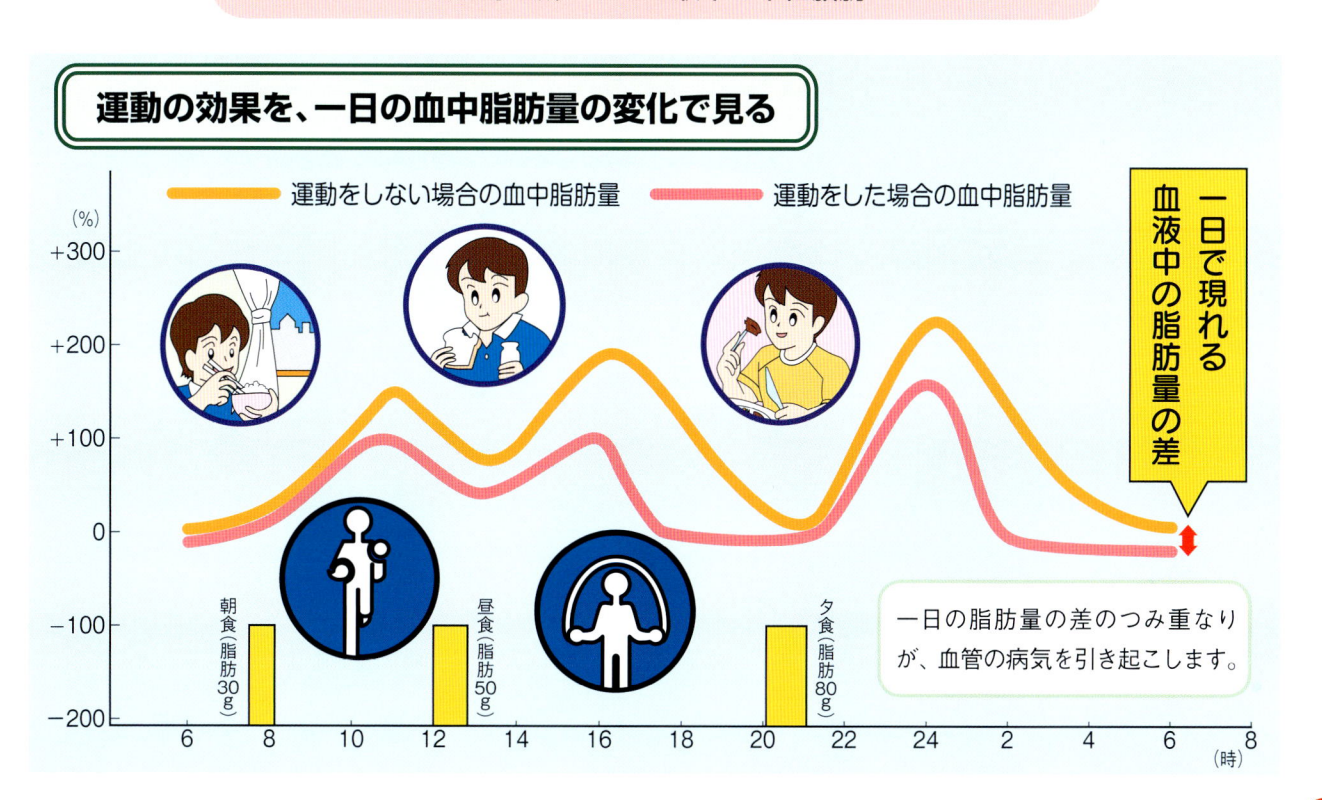

運動の効果を、一日の血中脂肪量の変化で見る

(%)

── 運動をしない場合の血中脂肪量　　── 運動をした場合の血中脂肪量

一日で現れる血液中の脂肪量の差

朝食(脂肪30g)　昼食(脂肪50g)　夕食(脂肪80g)

6　8　10　12　14　16　18　20　22　24　2　4　6　8 (時)

一日の脂肪量の差のつみ重なりが、血管の病気を引き起こします。

❷ 健康と運動

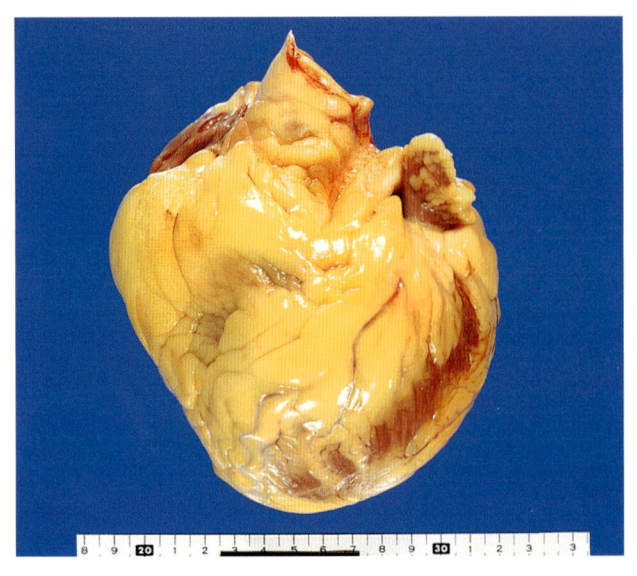

心臓周囲(外膜)についた脂肪組織

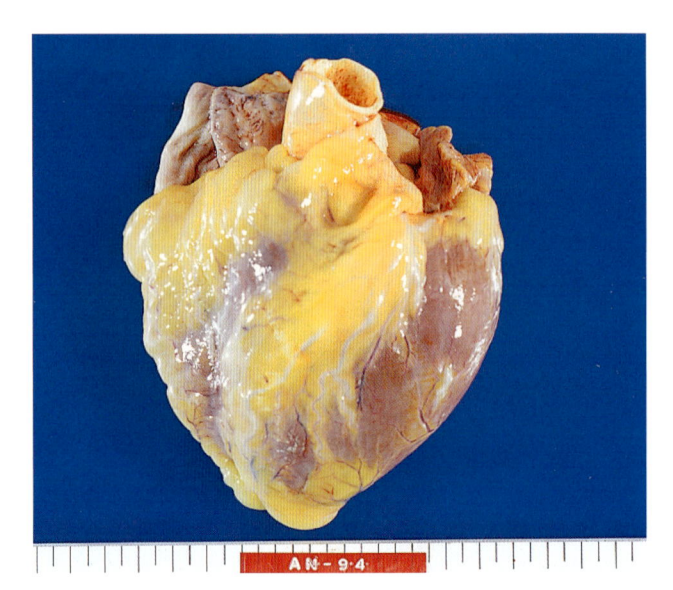

正常な心臓

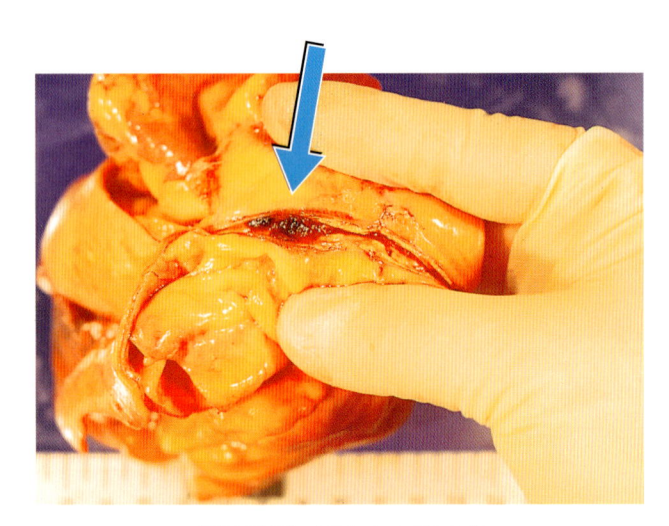

冠状動脈の硬化と血栓形成
矢印　血栓

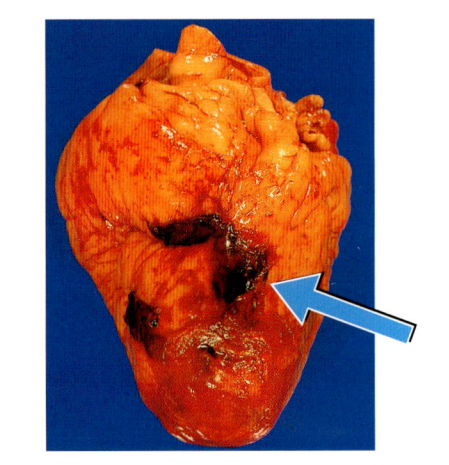

急性心筋梗塞の破裂
矢印　出血した部分

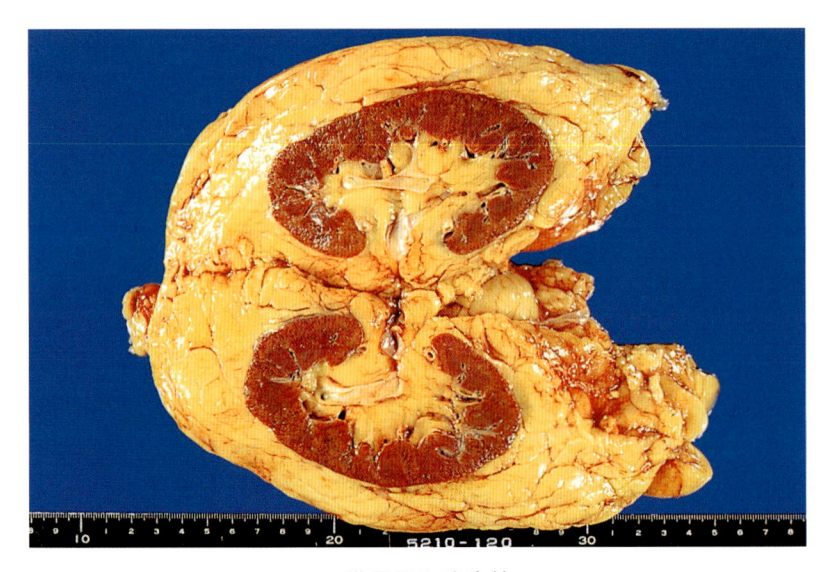

腎臓周囲脂肪沈着

3 健康と休養・生活リズム

子どもも大人も疲れている

　今の社会は多くの情報にあふれ、子どもを含めて生活の仕方についてもその選択のし方がたくさんあります。どの情報を取り入れ、どの生活を選ぶかがあまりにも多すぎるのです。例えば携帯電話を例にとると、これは単に戸外で電話のやり取りができるばかりではなく、メールの交換、インターネットへの接続、音楽を聴いたり、テレビを見たり、時計代わりになったりと、携帯電話を持っているだけですることが山ほどあるのです。その上に今の子どもたちは勉強をはじめとして、やらなければならないことが多いのです。これでは大人と同じように子どもも疲れてしまうのは当然です。

　疲れがたまる大きな原因はストレスがうまく解消できないことと適切な睡眠がとれないことです。

　心の休養はストレスをうまく解消することです。これにはストレスの原因（ストレッサー）を見つけ、それを取り除くことが必要です。今の学齢期の子どものもっとも大きなストレッサーは何かというと、それは進学のための勉強です。

　東京都教育庁の平成になってからの調査によると小学生高学年で心配事の第1位は自分の身体のことです。これはこの年齢では二次性徴が現れ始めるため、変化してゆく自分の身体が最も気になるのですが、第2位はやはり学校の成績です。中学生の第1位は高校進学を控えているので当然学校の成績です。高校生になると心配事の第1位はこれからの人生を考えて将来のこと、自分のことですが、第2位はやはり学校の成績です。小学生、中学生、高校生に共通して学校の成績が心配事の上位を占めるのは、今の学齢期の子どもたちにとって勉強しかすることがなく、しかもこのことが高学歴社会を作り出しているからなのです。

　この状況を解消するために小中一貫校や中高一貫校がつくられたり、ゆとりの教育がなされたりしていますが、なかなかこの問題の解決にはつながっていないようです。社会はもっと真剣に子どもが学校で学ぶことの本質は何かについて考え、学齢期の子どもの大きなストレッサーになっている「勉強」の問題を解決する必要があるのです。

　身体の休養にとって重要である睡眠にも大きな問題があります。これについては、次のページからでくわしく触れるので、ここではどうして適切な睡眠をとらないといけないのかについて説明します。

　地球上の動物はすべて海から陸に上がってきました。海中の生活と陸上の生活で大きく違うのは日中と夜間の温度差です。気温の下がった夜間に耐えるために、身体を丸めてうずくまり、動かない姿勢で眠ったのです。ですから、人を含めてすべての動物は十分に眠らないと健康が維持できない仕組みになっているのです。

3 健康と休養・生活リズム

生活習慣を乱す"夜型生活"

　（財）日本学校保健会の調査では、多くの小学生、中学生、高校生が学校の授業を受けている時間帯に「眠たい」と訴えています。そして、その理由として夜ふかし型の生活をあげています。小学生は家庭全体が夜ふかしで、それにつられて夜ふかしをしています。中学、高校生になると勉強や宿題で夜寝るのが遅くなる、深夜放送を聞いたりビデオを見ている、夜早く寝付けないといった理由をあげています。

夜型生活の弊害

授業中眠そうにしているその原因は — 夜型生活

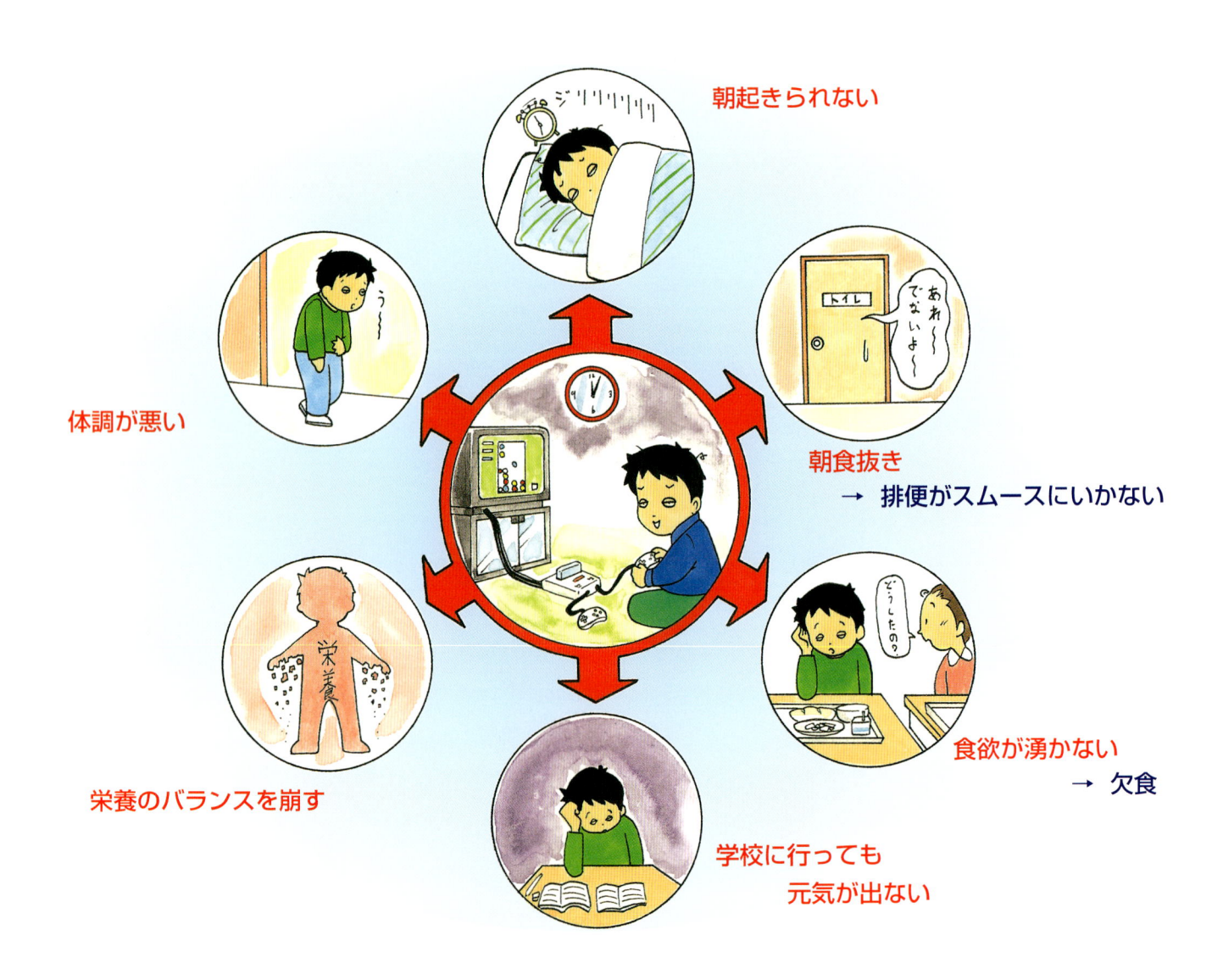

朝起きられない

体調が悪い

朝食抜き
→ 排便がスムースにいかない

食欲が湧かない
→ 欠食

栄養のバランスを崩す

学校に行っても元気が出ない

睡眠不足の状況

　小学生でも3年生になると25％から30％、中学生では50％から70％、高校生では65％から70％近くが、学校で授業がある日中に眠いと訴えているのです。そして女子の方がその率が高いことに注目する必要があります。こんな高い率で児童生徒が眠いと訴えていることは信じ難い感じがしますが、これは事実だと考えられます。その証拠として大妻女子大学の大澤清二先生が行った児童生徒の起床時刻と就寝時刻の年度別変化をあげることができます。

　大澤先生の調査によると、昭和37（1962）年から平成8（1996）年までの34年間ほどの間で、起床時刻は小学生、中学生、高校生ともに30分ほど遅くなったのに対して、就寝時刻は小学生で1時間10分ほど、中学生で2時間ほど、高校生で1時間40分ほど遅くなり、高校生の平均的な就寝時刻は夜中の12時を過ぎているのです。そしてこれについては最近さらに悪化を示す傾向にあります。

　睡眠不足を感じている理由を調べてみると、「なんとなく夜ふかしする」が一番多く、小学生は「家庭全体の夜ふかしにつられて」が多く、中・高校生になると「深夜テレビやビデオを見ている」、「宿題や勉強で寝るのが遅くなる」などが多くなります。これでは多くの児童生徒が日中眠いと訴えるのは無理もありません。ですから、「すっきり目覚めた」児童生徒は学年が進むにつれて少なくなり、中・高校生では15％前後に過ぎません。そして中・高校生の30％前後は眠くてなかなか起きられなかったといっているのです。

　夜ふかし朝寝坊の生活は、一日の生活のリズムの乱れを引き起し、朝食の欠食の大きな原因になります。朝食を十分に食べないと、脳のエネルギー源であるブドウ糖不足が原因で脳の活動がおかしくなり、学習能力が低下する一方、イライラしたり、キレやすくなることが分かっています。

　早寝早起きの習慣をつけることこそが健康な心と体をつくる重要な第一歩なのです。

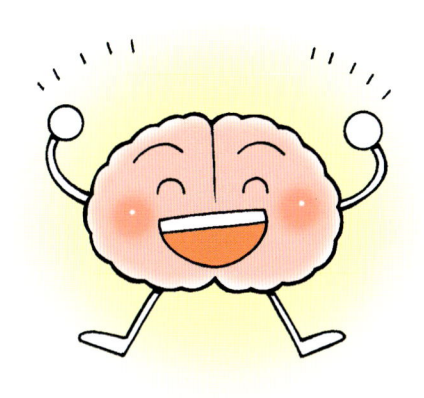

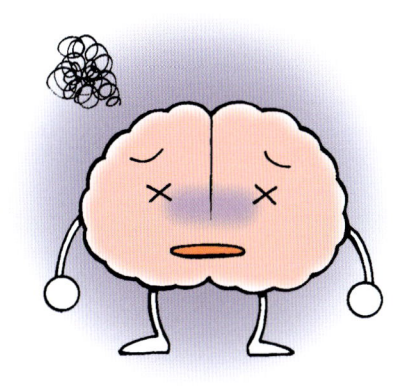

3 健康と休養・生活リズム

睡眠不足を感じている者の比率（経年比較）

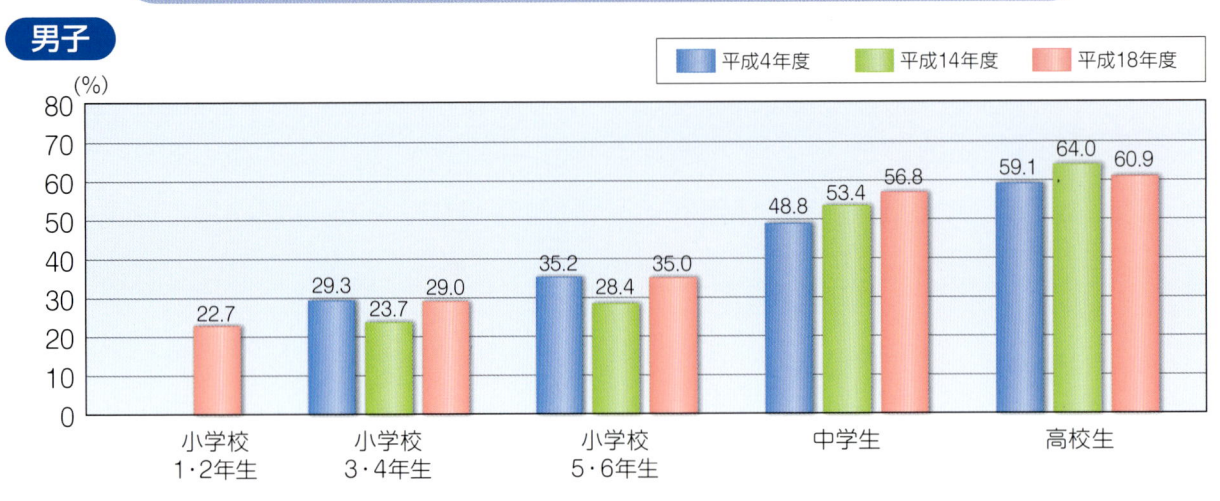

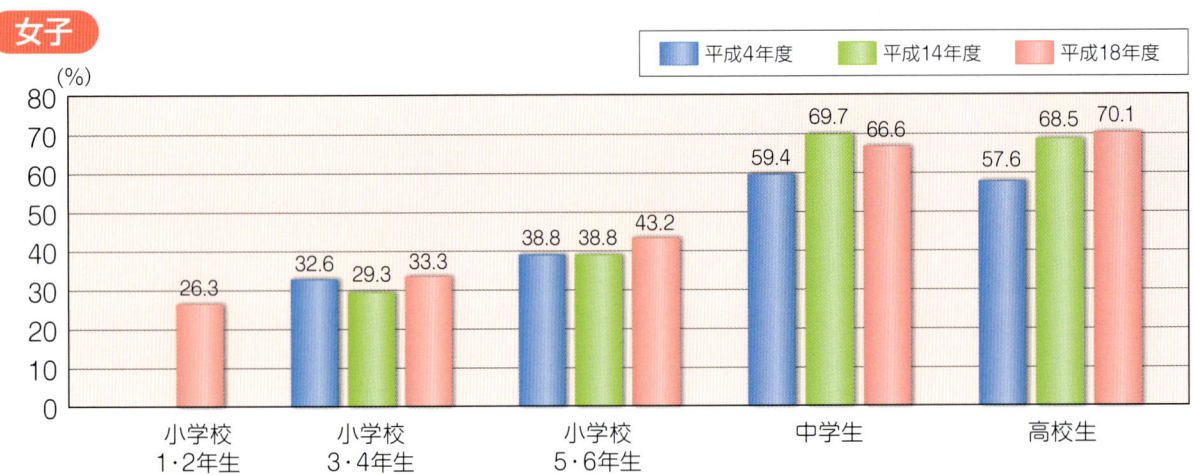

男子

凡例：平成4年度、平成14年度、平成18年度

学年	平成4年度	平成14年度	平成18年度
小学校1・2年生	—	—	22.7
小学校3・4年生	29.3	23.7	29.0
小学校5・6年生	35.2	28.4	35.0
中学生	48.8	53.4	56.8
高校生	59.1	64.0	60.9

女子

学年	平成4年度	平成14年度	平成18年度
小学校1・2年生	—	—	26.3
小学校3・4年生	32.6	29.3	33.3
小学校5・6年生	38.8	38.8	43.2
中学生	59.4	69.7	66.6
高校生	57.6	68.5	70.1

出典：（財）日本学校保健会 平成19年度「児童生徒の健康状態サーベイランス」事業報告書より作図改変

年度別にみた子どもの夜型化の傾向（昭和37年～平成8年）

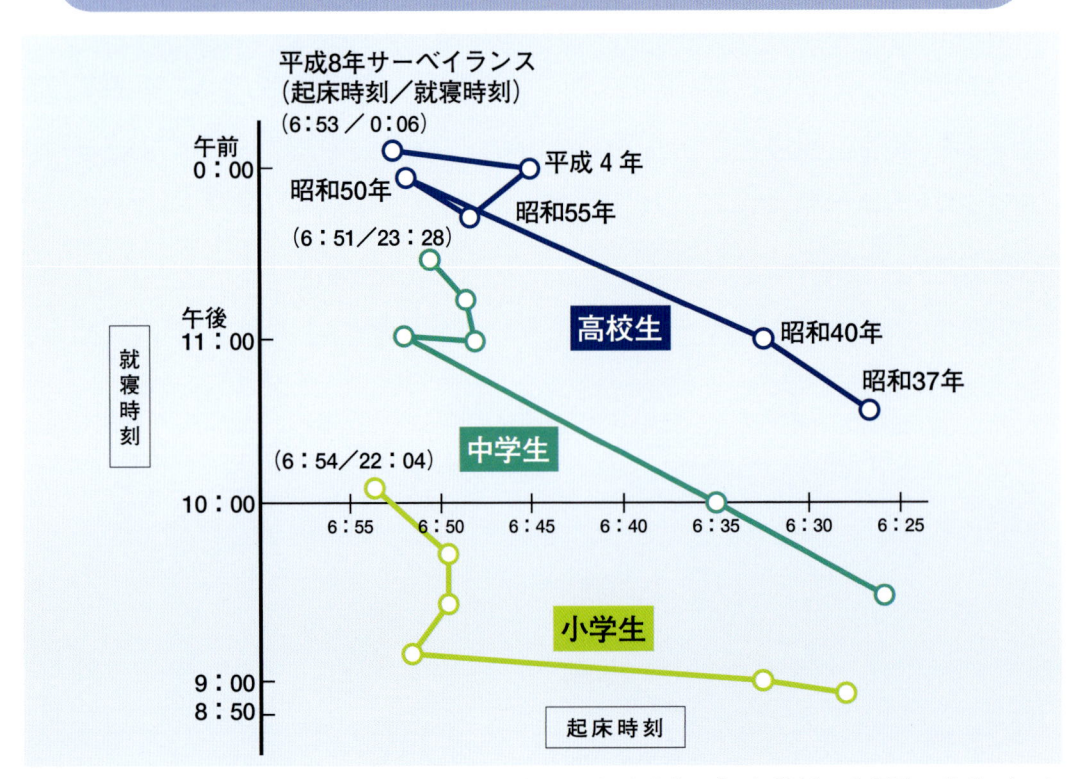

平成8年サーベイランス（起床時刻／就寝時刻）
- 高校生（6：53／0：06）
- 中学生（6：51／23：28）
- 小学生（6：54／22：04）

縦軸：就寝時刻（午前0：00 ～ 午後11：00 ～ 10：00 ～ 9：00 ～ 8：50）
横軸：起床時刻（6：55 ～ 6：25）

系列：高校生、中学生、小学生
時点：昭和37年、昭和40年、昭和50年、昭和55年、平成4年、平成8年

大妻女子大学人間生活科学研究所 教授 大澤清二先生データ

3 健康と休養・生活リズム

睡眠不足を感じている理由（男子）

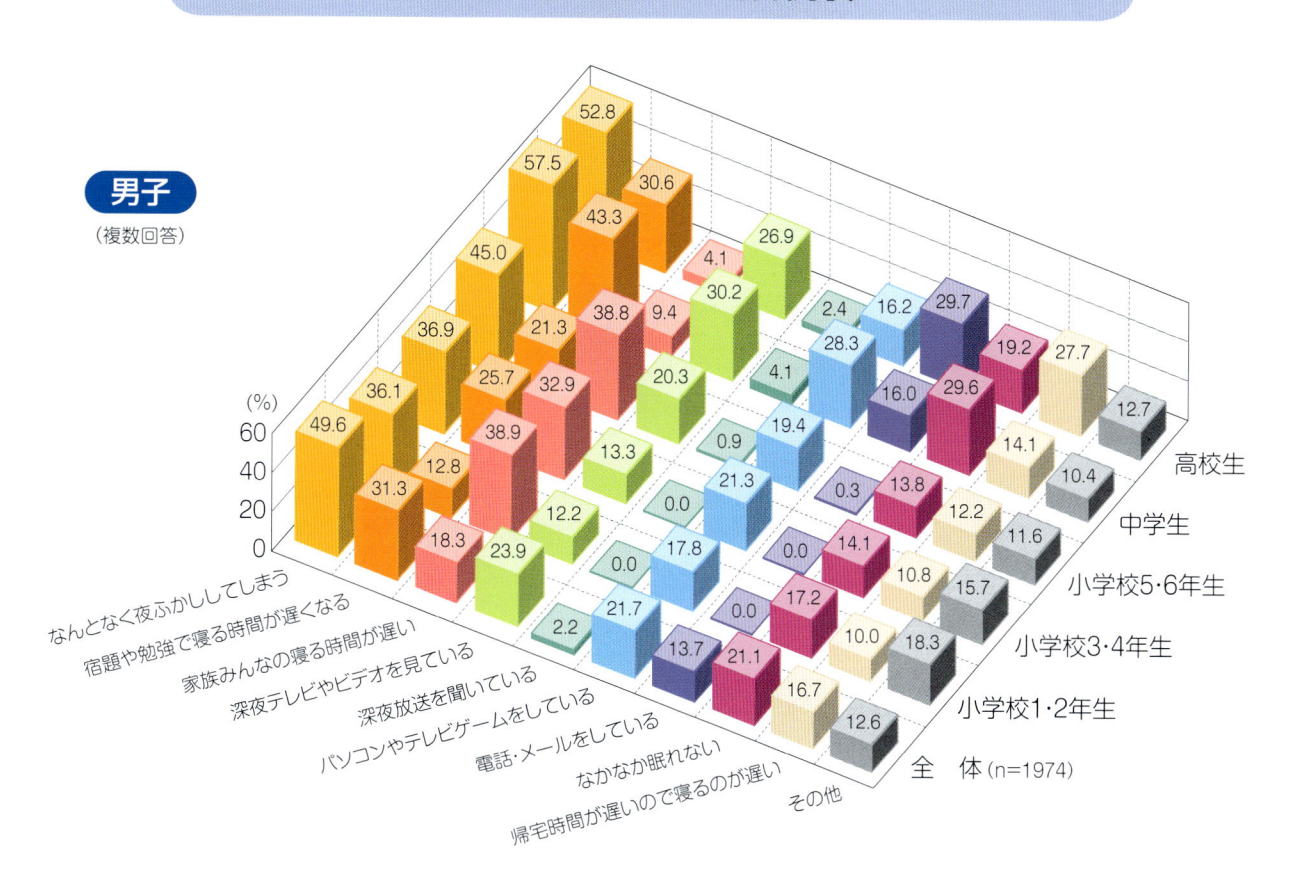

男子（複数回答）

	なんとなく夜ふかししてしまう	宿題や勉強で寝る時間が遅くなる	家族みんなの寝る時間が遅い	深夜テレビやビデオを見ている	深夜放送を聞いている	パソコンやテレビゲームをしている	電話・メールをしている	なかなか眠れない	帰宅時間が遅いので寝るのが遅い	その他
高校生	52.8	30.6	26.9	4.1	2.4	29.7	19.2	27.7	16.7	12.7
中学生	57.5	43.3	30.2	9.4	16.2	29.6	14.1	10.4		
小学校5・6年生	45.0	21.3	38.8	20.3	28.3	16.0	13.8	12.2	11.6	
小学校3・4年生	36.9	25.7	32.9	13.3	4.1	19.4	0.3	10.8	15.7	
小学校1・2年生	49.6	12.8	38.9	0.0	0.9	21.3	0.0	14.1	17.2	18.3
全体 (n=1974)	31.3	18.3	23.9	12.2	0.0	17.8	0.0	13.7	21.1	10.0

睡眠不足を感じている理由（女子）

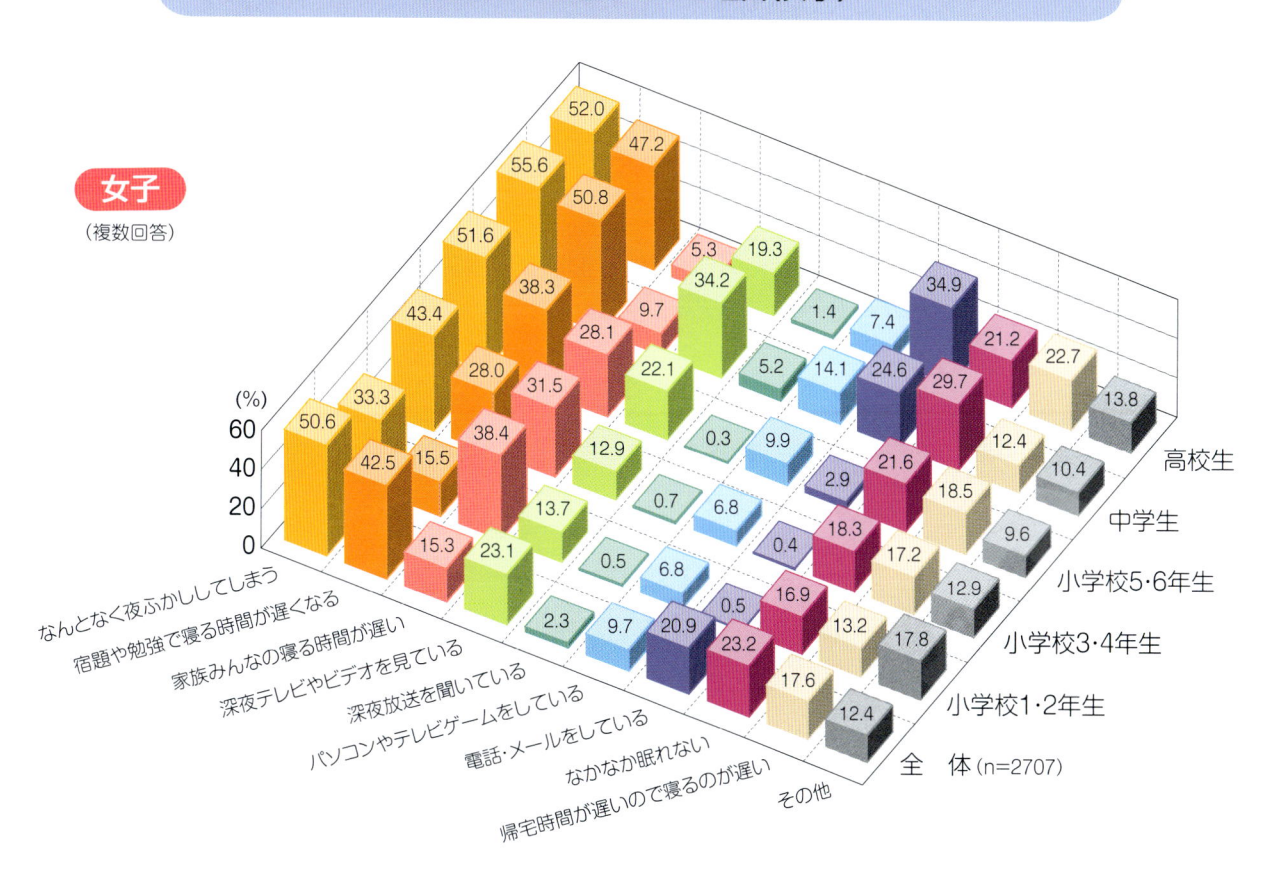

女子（複数回答）

	なんとなく夜ふかししてしまう	宿題や勉強で寝る時間が遅くなる	家族みんなの寝る時間が遅い	深夜テレビやビデオを見ている	深夜放送を聞いている	パソコンやテレビゲームをしている	電話・メールをしている	なかなか眠れない	帰宅時間が遅いので寝るのが遅い	その他
高校生	52.0	47.2	19.3	5.3	1.4	34.9	21.2	22.7	17.6	13.8
中学生	55.6	50.8	34.2	9.7	7.4	29.7	24.6	12.4	10.4	
小学校5・6年生	51.6	38.3	28.1	22.1	5.2	14.1	2.9	21.6	18.5	9.6
小学校3・4年生	43.4	28.0	31.5	12.9	0.3	9.9	0.4	18.3	17.2	12.9
小学校1・2年生	50.6	15.5	38.4	13.7	0.7	6.8	0.5	16.9	23.2	13.2
全体 (n=2707)	42.5	15.3	23.1	2.3	9.7	20.9	0.5	17.8	12.4	

出典：(財)日本学校保健会 平成18年度「児童生徒の健康状態サーベイランス」事業報告書より作図改変

❸ 健康と休養・生活リズム

夜型生活リズムから正常な生活リズムへ

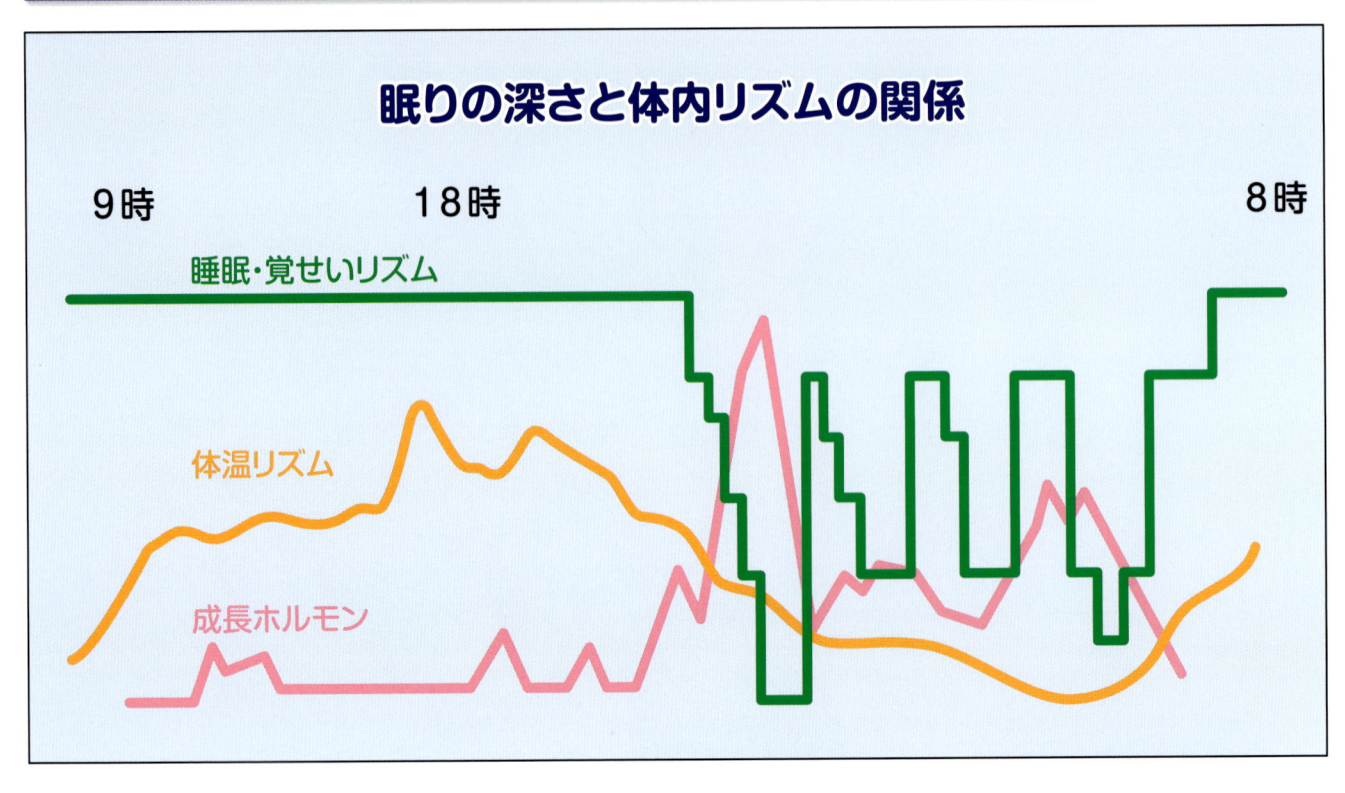

眠りの深さと体内リズムの関係

9時　　　18時　　　　　　　　　　　　　　　　　8時

睡眠・覚せいリズム

体温リズム

成長ホルモン

眠っている間には、成長ホルモンが分泌を始め、体内でさまざまな活動が起こります。

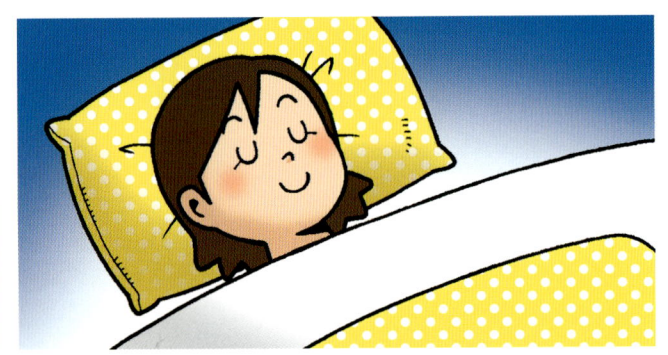

ホットミルクを飲む、静かな音楽を聞くなど就寝前はリラックスを。

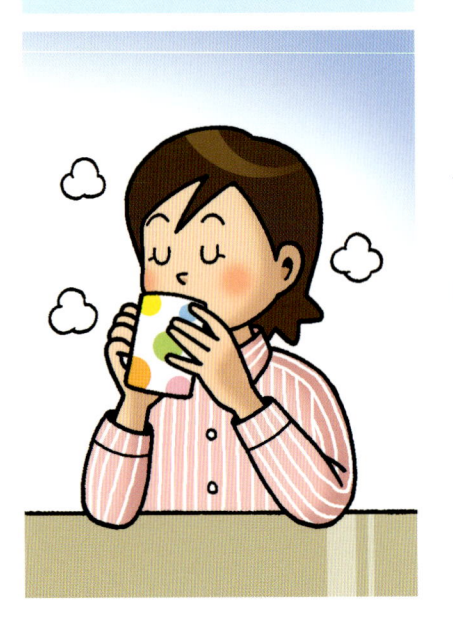

毎日の就寝時刻を決めて、寝る前は神経をしずめることが大切です。

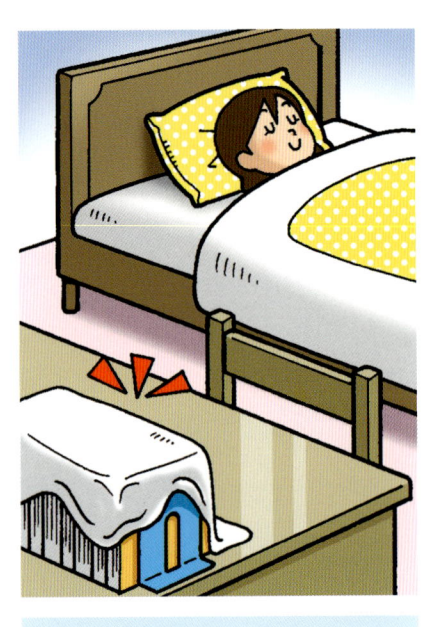

昼間の緊張をほぐすため、寝る時は机の参考書などが見えないように工夫しよう。

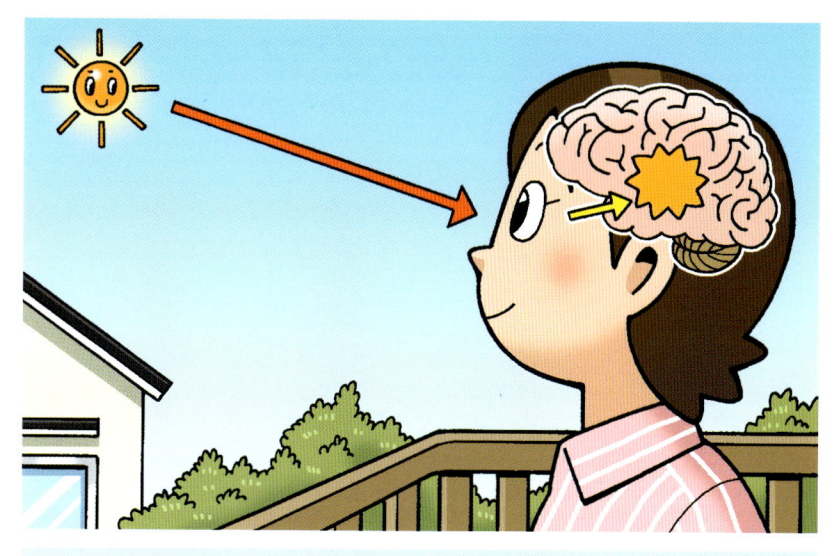

3 健康と休養・生活リズム

網膜から入った日光や外気、三度の食事、学校生活などが脳に刺激を与え、体を覚せいさせます。

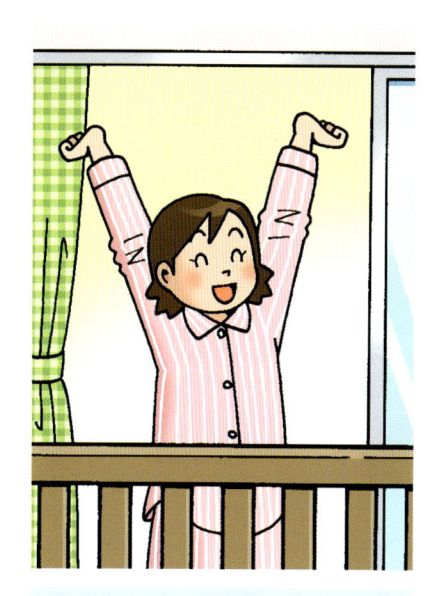

毎日の起床・就寝時刻を決めて、起床したらすぐに外気を浴びよう。

寝起きの状況

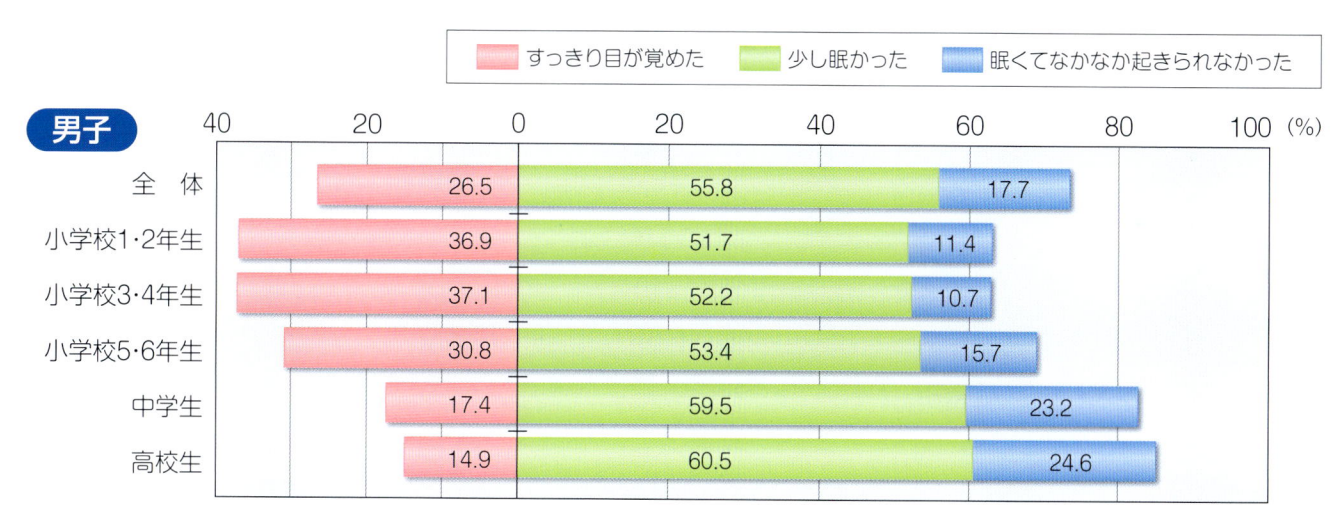

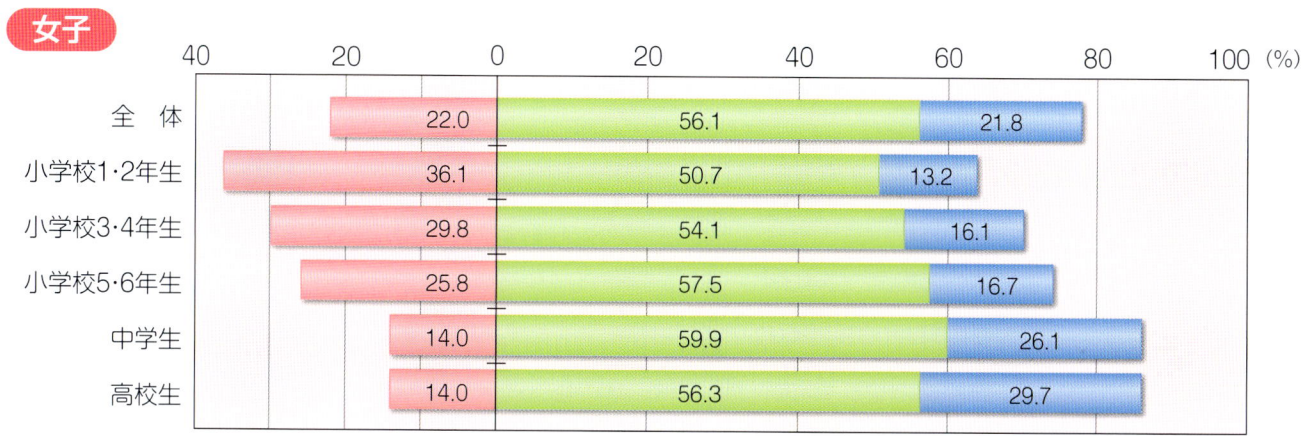

凡例: すっきり目が覚めた / 少し眠かった / 眠くてなかなか起きられなかった

男子

	すっきり目が覚めた	少し眠かった	眠くてなかなか起きられなかった
全体	26.5	55.8	17.7
小学校1・2年生	36.9	51.7	11.4
小学校3・4年生	37.1	52.2	10.7
小学校5・6年生	30.8	53.4	15.7
中学生	17.4	59.5	23.2
高校生	14.9	60.5	24.6

女子

	すっきり目が覚めた	少し眠かった	眠くてなかなか起きられなかった
全体	22.0	56.1	21.8
小学校1・2年生	36.1	50.7	13.2
小学校3・4年生	29.8	54.1	16.1
小学校5・6年生	25.8	57.5	16.7
中学生	14.0	59.9	26.1
高校生	14.0	56.3	29.7

出典：(財)日本学校保健会 平成18年度「児童生徒の健康状態サーベイランス」事業報告書より作図改変

3 健康と休養・生活リズム

調査日に「すっきりと目が覚めた」と回答した比率の経年比較

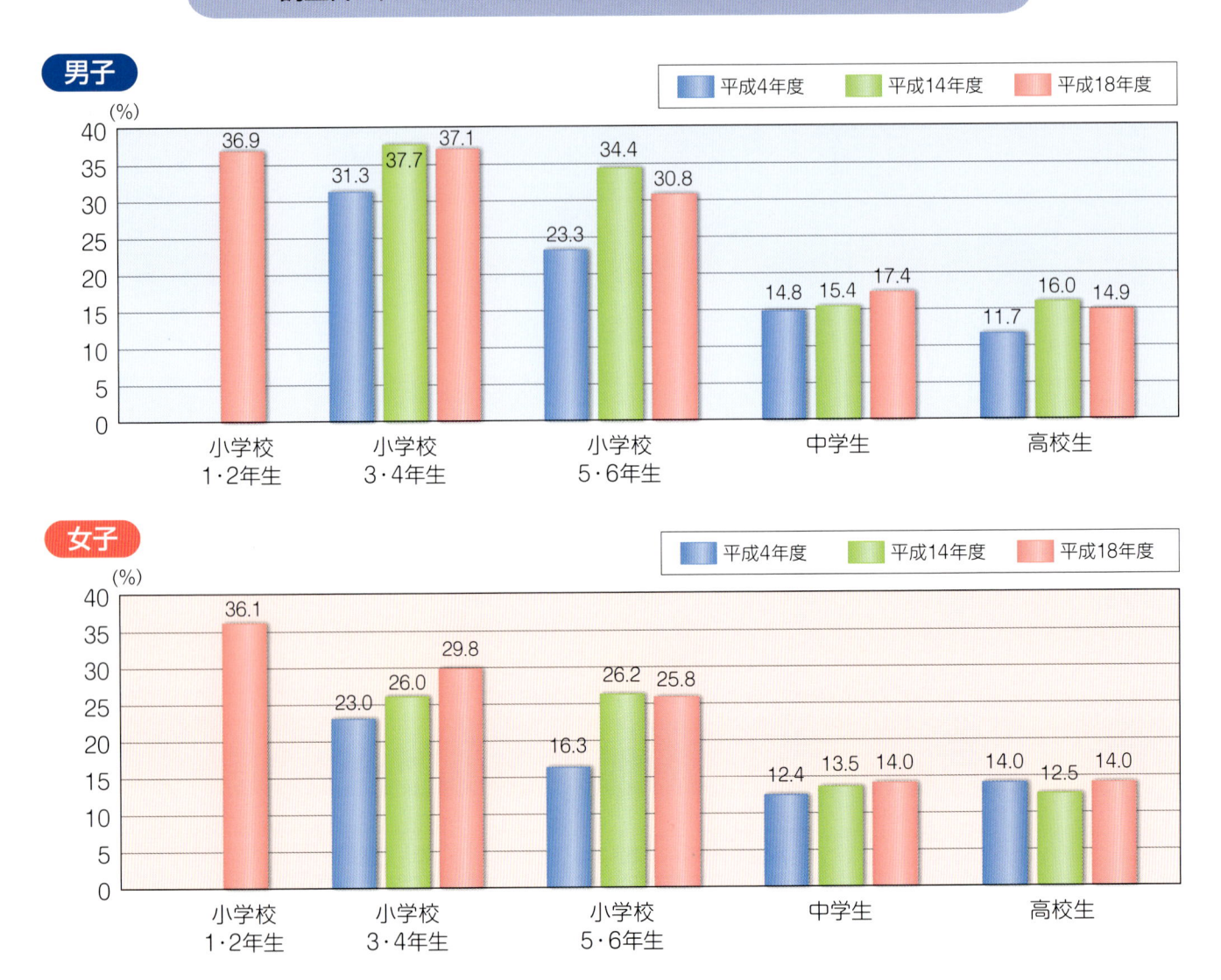

男子

学年	平成4年度	平成14年度	平成18年度
小学校1・2年生	-	-	36.9
小学校3・4年生	31.3	37.7	37.1
小学校5・6年生	23.3	34.4	30.8
中学生	14.8	15.4	17.4
高校生	11.7	16.0	14.9

女子

学年	平成4年度	平成14年度	平成18年度
小学校1・2年生	-	-	36.1
小学校3・4年生	23.0	26.0	29.8
小学校5・6年生	16.3	26.2	25.8
中学生	12.4	13.5	14.0
高校生	14.0	12.5	14.0

出典：（財）日本学校保健会　平成18年度「児童生徒の健康状態サーベイランス」事業報告書より作図改変

3 健康と休養・生活リズム

睡眠について

高学年になるほど就寝時刻、起床時刻が遅くなる傾向がみられ睡眠時間も短くなっています。

就寝時刻（調査前日）平均値の経年比較

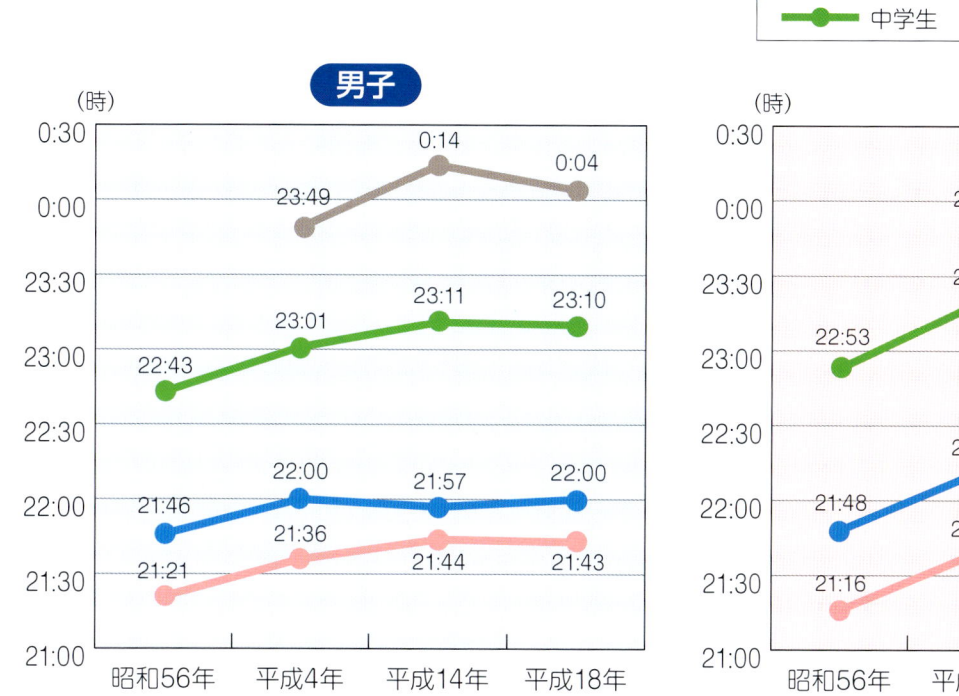

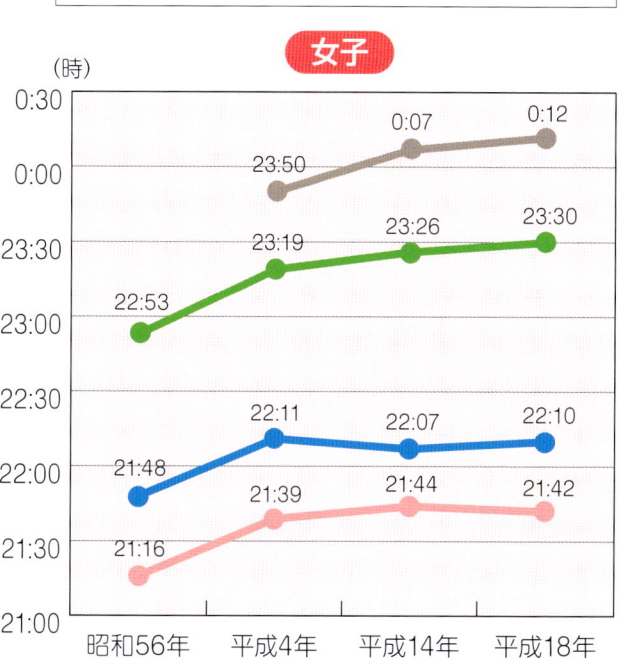

凡例：小学校3・4年生／小学校5・6年生／中学生／高校生

男子

年	小学校3・4年生	小学校5・6年生	中学生	高校生
昭和56年	21:21	21:46	22:43	—
平成4年	21:36	22:00	23:01	23:49
平成14年	21:44	21:57	23:11	0:14
平成18年	21:43	22:00	23:10	0:04

女子

年	小学校3・4年生	小学校5・6年生	中学生	高校生
昭和56年	21:16	21:48	22:53	—
平成4年	21:39	22:11	23:19	23:50
平成14年	21:44	22:07	23:26	0:07
平成18年	21:42	22:10	23:30	0:12

起床時刻（調査日）の平均値

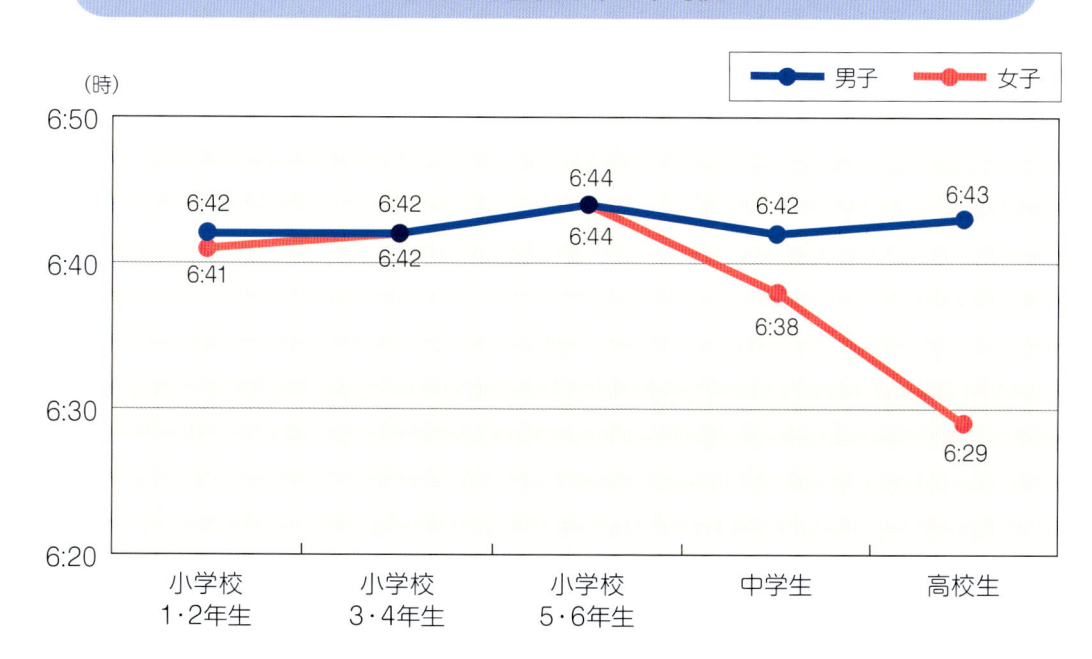

	小学校1・2年生	小学校3・4年生	小学校5・6年生	中学生	高校生
男子	6:42	6:42	6:44	6:42	6:43
女子	6:41	6:42	6:44	6:38	6:29

出典：（財）日本学校保健会 平成18年度「児童生徒の健康状態サーベイランス」事業報告書より作図改変

4 肥満

　肥満は体脂肪が異常に蓄積した状態です。体脂肪は貯蔵エネルギーです。エネルギーをお金にたとえると、貯金がないことより、貯金があることの方がよいに決まっています。しかし、貯金があり過ぎても困るのです。

　戦前のように食べる物がないと、少しでも身体に貯蔵エネルギー（体脂肪）があった方がよかったのですが、今のように食べる物が有り余っていると、つい貯蔵エネルギーがたまりすぎて、これが健康障害に繋がってしまうのです。ではどうして貯蔵エネルギーがたまりすぎると高血圧、高脂血症、糖尿病の誘発、運動機能低下などの健康障害を来してしまうのでしょうか（詳細は48〜58ページ参照）。

健康障害を防ぐ体脂肪の消費

　人間は2本足で生活するようになってから約200万年ほど経っています。この間ほとんどが飢えの歴史でした。ですから体は食べ物の不足には慣れていて、少ないエネルギーを有効に利用する手段を持っています。しかし、飽食の時代といわれるような生活にはここ50年も経験がないのです。

　そして飽食と運動不足が内臓脂肪（おなかの中にたまる脂肪）を増やし、これが健康障害に繋がることが分かったのです。本来肥満しやすい体質は、食料が不足する時代には「好ましい状態」であったものが、今では好ましくない状態であることがはっきりしました。これは現在の経済状態にも似ています。昔は貯蓄は美徳とされましたが、今では適切な消費が経済を活性化する美徳なのです。子どものころから適正な体重を保ちましょう。

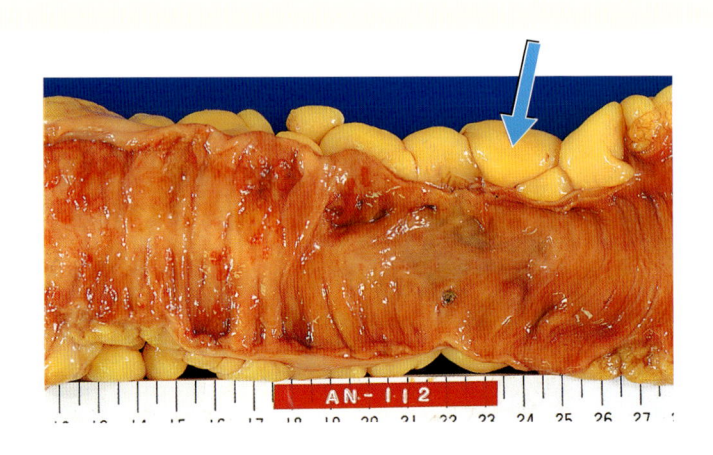

皮下脂肪の過剰蓄積で、腸管周囲についた脂肪組織（矢印部位）

保護者・本人に肥満の健康障害を理解してもらう健康教育を…

　学齢期の子どもの10％ぐらいが肥満していて、肥満している子どもには高血圧、高脂血症といった動脈硬化促進危険因子が多いのも事実です。しかし、学齢期の子どもの肥満対策として体重の減少を目的にするのはよくないことです。肥満していることがいかなる健康障害に繋がるかを保護者や本人（肥満の健康障害を理解できるのは10歳を過ぎてからといわれている）に理解してもらうことが重要なのです。

　最近では肥満に関係する遺伝子が詳しく分かってきました。子どもの頃から遺伝子を調べて、それが肥満の原因であるとすることには賛成できません。もともと肥満する遺伝子は飢えを生き延びるプラスの面を持った遺伝子であったといえます。現在の飽食の時代などといわれる社会の構造がよくないのです。

　肥満する子どもを少しでも少なくするには、この社会の構造をよりよい方向に持ってゆく努力を社会全体の責任でするべきです。

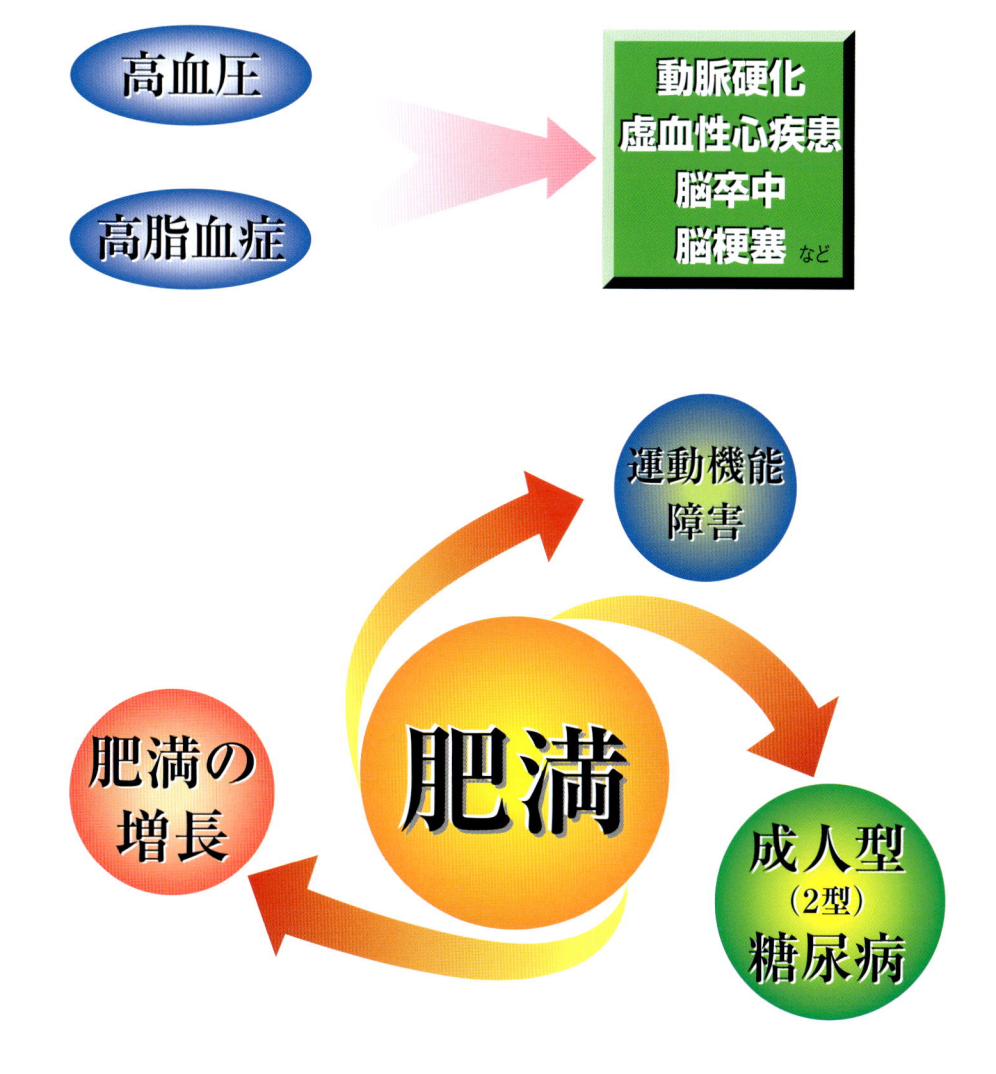

高血圧　高脂血症　→　動脈硬化／虚血性心疾患／脳卒中／脳梗塞　など

肥満　→　運動機能障害／成人型（2型）糖尿病／肥満の増長

4 肥満

小児の肥満と合併症

同じ肥満でも腹部CT写真でみると内臓脂肪型と皮下脂肪型の違いがはっきり分かります。臍の高さで測った腹囲が小学生で75cm、中学生で80cm以上あると内臓脂肪型肥満を疑います（詳細は56ページ参照）。

	P君 8歳男児	Q君 8歳男児
身長	128.4 cm	128.0 cm
体重	40.4 kg	38.4 kg
肥満度	48.5 %	42.4 %
体脂肪率	40.1 %	36.4 %
腹囲	81.5 cm	65.0 cm
合併症	高コレステロール血症 低HDL-コレステロール血症 高中性脂肪血症 高インスリン血症 脂肪肝	
	内臓脂肪型	**皮下脂肪型**

内臓脂肪型肥満

内臓脂肪型肥満はおなかの腸のまわりに脂肪が異常に蓄積した状態をいいます。この型の脂肪細胞からは動脈硬化を促進させる活性物質などが放出されるため健康障害を起こします。運動することで肥満を改善すると、この悪い脂肪細胞を減らすことができます。

皮下脂肪型肥満

皮下脂肪型肥満は皮下に脂肪が大量にたまった状態をいいます。皮下の脂肪は主にエネルギー貯蔵の役割を果たしていて、健康障害を起こす活性物質を放出することが少ないのです。若い女性の肥満はほとんどこの型で、いいかえると健全貯蓄型肥満なのです。

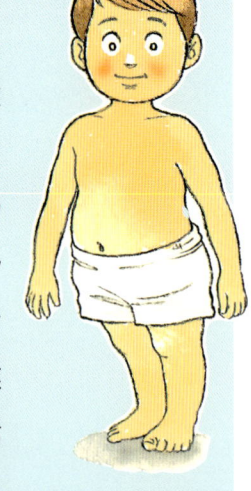

腹部CTスキャン

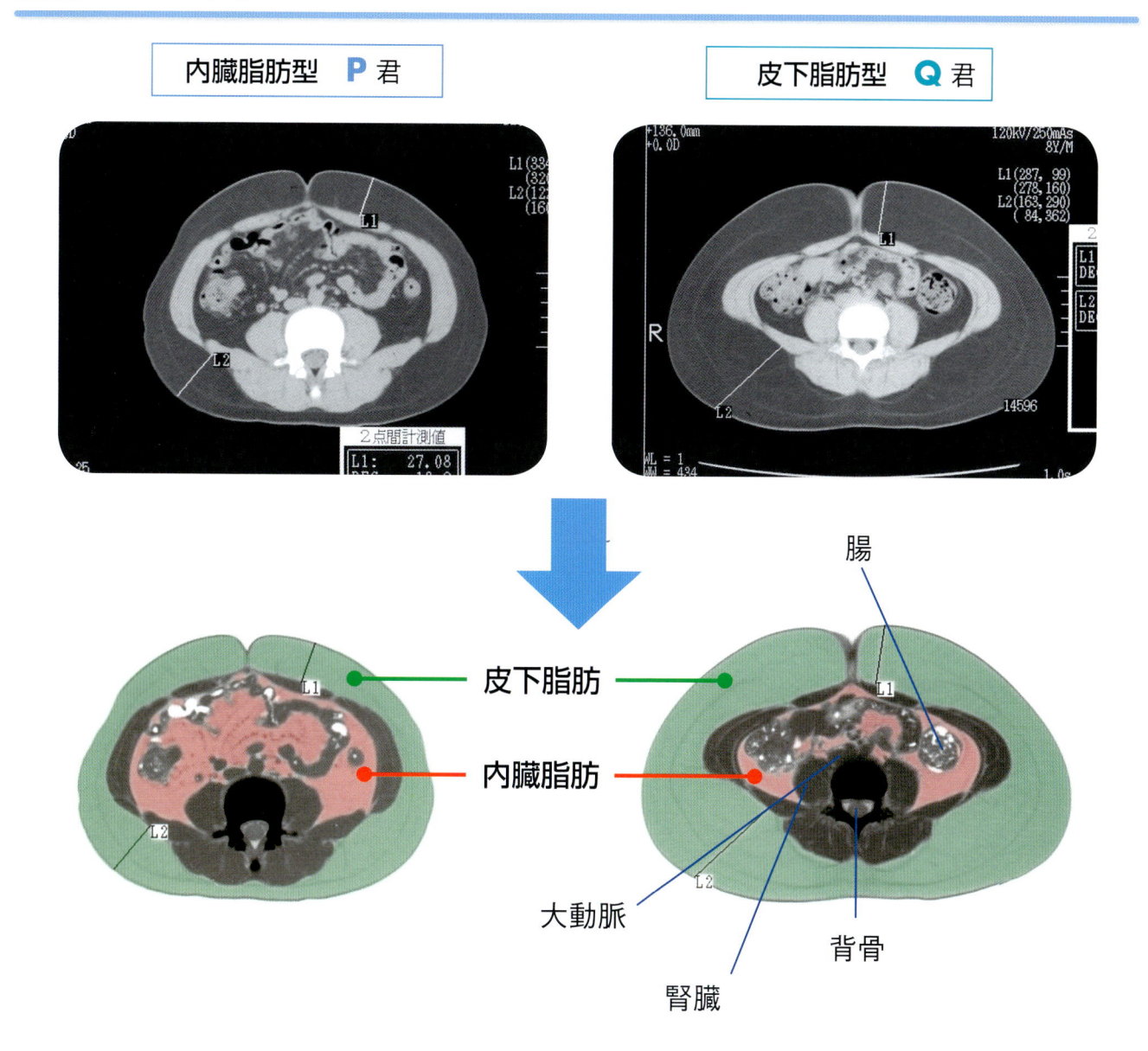

内臓脂肪型　P君　　　皮下脂肪型　Q君

皮下脂肪
内臓脂肪

腸
大動脈
腎臓
背骨

4 肥　満

4 肥満

内臓脂肪の増加と健康障害

脂肪細胞から分泌される活性物質（アディポサイトカイン）

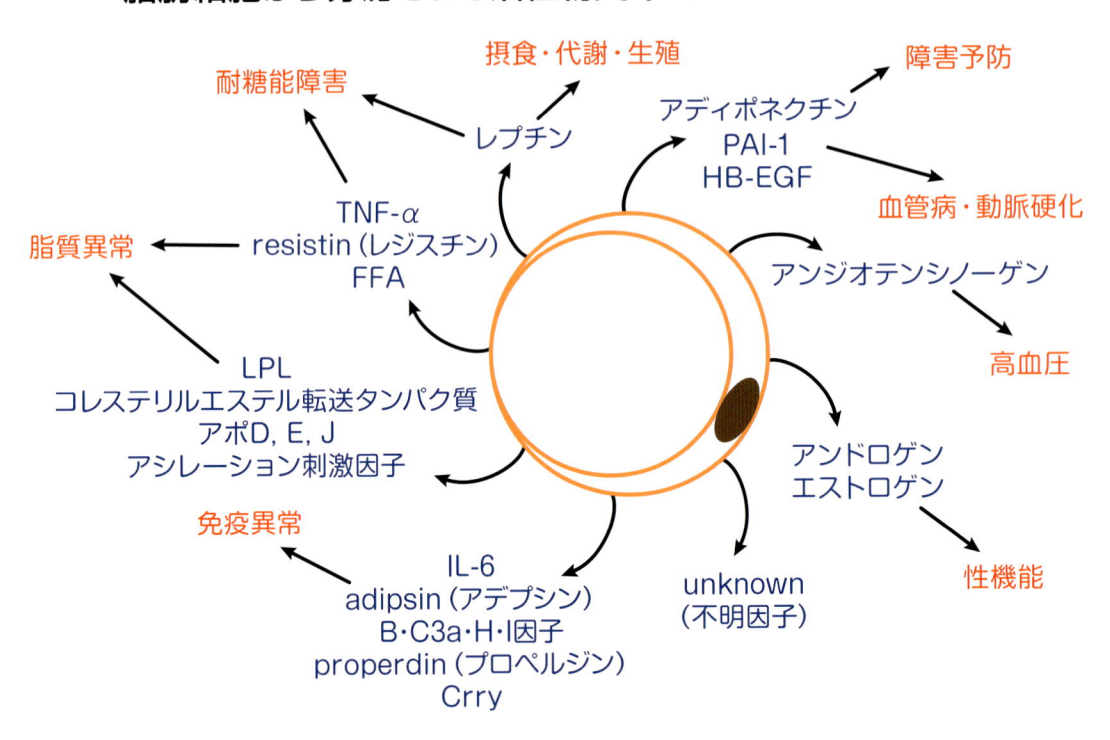

- 摂食・代謝・生殖 ← レプチン
- 耐糖能障害 ← レプチン
- 脂質異常 ← TNF-α, resistin（レジスチン）, FFA
- ← LPL, コレステリルエステル転送タンパク質, アポD, E, J, アシレーション刺激因子
- 免疫異常 ← IL-6, adipsin（アデプシン）, B・C3a・H・I因子, properdin（プロペルジン）, Crry
- アディポネクチン, PAI-1, HB-EGF → 障害予防
- → 血管病・動脈硬化
- アンジオテンシノーゲン → 高血圧
- アンドロゲン, エストロゲン → 性機能
- unknown（不明因子）

内臓脂肪はなぜ健康障害を引き起こすのか

　肥満は身体の脂肪（体脂肪）が異常に沢山たまった状態です。体脂肪は２つあって、１つが皮膚と筋肉の間にたまっている皮下脂肪で、その多くはおしりの周りにたまっています。もう１つがおなかの中にたまっている内臓脂肪です。

　肥満の研究が進む前は、脂肪細胞は中性脂肪を貯える単なるエネルギー貯蔵庫だと考えられていました。ところが皮下脂肪細胞はエネルギー貯蔵庫の働きが強いのですが、内臓脂肪は糖尿病、高血圧、高脂血症、動脈硬化といった健康障害を引き起こす原因になっていることが分かったのです。

　内臓脂肪細胞には善玉作用と悪玉作用があります。内臓脂肪は上図に示したように単なるエネルギー貯蔵庫ではなく、さまざまな働きをしています。

　善玉作用をしているのはレプチンとアディポネクチンです。レプチンは食欲を抑え、代謝を盛んにする作用があるので善玉ですが、内臓脂肪が増えると異常に増加してしまい、糖尿病を引き起こす原因にもなります。アディポネクチンは血管を若く保ち、動脈硬化を防ぎ、糖代謝をよくするなど善玉の働きをしますが、内臓脂肪が増えるとこれが減少してしまうのです。これ以外の図に示した物質はすべて健康障害を引き起こす原因になっているのです。ですから、内臓脂肪を減らすと肥満による健康障害が予防できるのです。

学齢期(小学1年生〜高校3年生まで)の肥満判定法

肥満度の算出法

肥満度(%)＝(実測体重－標準体重)÷標準体重×100

判　定	肥満度
や　　　　　せ	－20％以下
や　せ　気　味	－20％未満－15％未満
普　　　　　通	－15％以上＋20％未満
軽　度　肥　満	＋20％以上＋30％未満
中　等　度　肥　満	＋30％以上＋50％未満
高　度　肥　満	＋50％以上

標準体重計算式

年齢	男子 a	男子 b	年齢	女子 a	女子 b
5	0.386	23.699	5	0.377	22.75
6	0.461	32.382	6	0.458	32.079
7	0.513	38.878	7	0.508	38.367
8	0.592	48.804	8	0.561	45.006
9	0.687	61.390	9	0.652	56.992
10	0.752	70.461	10	0.730	68.091
11	0.782	75.106	11	0.803	78.846
12	0.783	75.642	12	0.796	76.934
13	0.815	81.348	13	0.655	54.234
14	0.832	83.695	14	0.594	43.264
15	0.766	70.989	15	0.560	37.002
16	0.656	51.822	16	0.578	39.057
17	0.672	53.642	17	0.598	42.339

標準体重 ＝ a × 身長(cm) ＋ b （b がマイナスであることに注意）

肥満度＝[(実測体重-標準体重)/標準体重]×100

出典：厚生科学研究　健康科学総合研究　小児の栄養・運動・休養からみた健康度指標とQOLに関する研究
「学童期小児の適正体格について」　村田光範、伊藤けい子

[計算例] K子さんの場合(14歳)　　※標準体重 48.2kg

身長 154cm　体重 58kg

肥満度 ＝(58－48.2)÷48.2×100 ＝ **20.3**％

（肥満度の計算については上の表の右下に示してある計算式を参照）

4 肥満

成長曲線を用いた肥満の早期発見

　子どものからだつきは成長とともに変化し、個人差も大きいのですが、53ページの「成長曲線を描いてみよう」を参考にして身長と体重の成長曲線を描くことで肥満とやせの一応の目安としてください。身長と体重の曲線が異常に上向く、あるいは下向く場合は医師等に相談しましょう。

成長曲線（男）

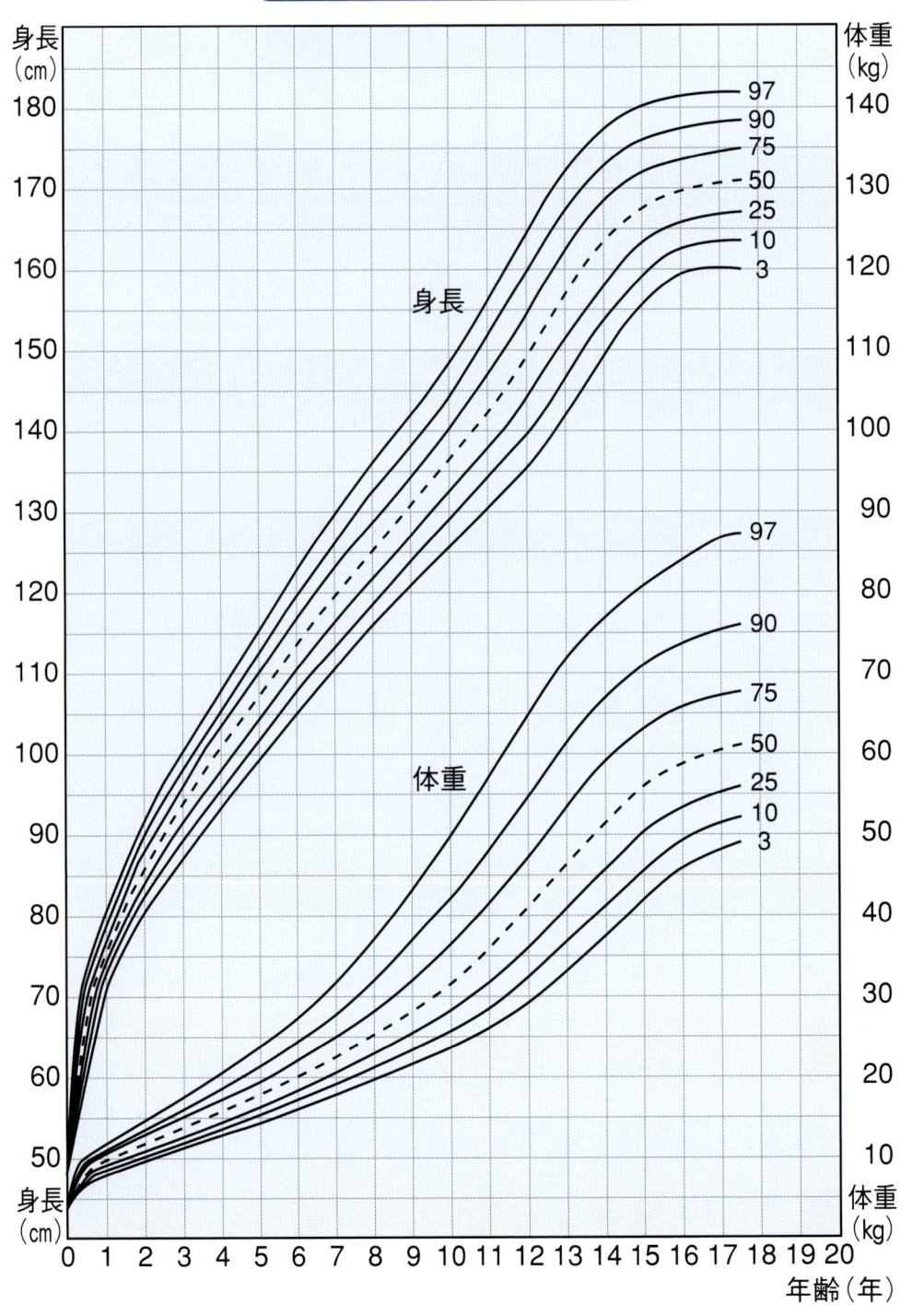

出典：(財)日本学校保健会　児童生徒の健康診断マニュアル(改訂版)
文部科学省スポーツ・青少年局学校健康教育課　監修

4 肥　満

成長曲線を描いてみよう（自分の身長と体重を書き入れて、その変化をみてみよう）

- 身長、体重は、曲線のカーブにそっていますか
- 体重は、基準線に比べて上向きになっていませんか
- 体重は、基準線に比べて下向きになっていませんか

成長曲線（女）

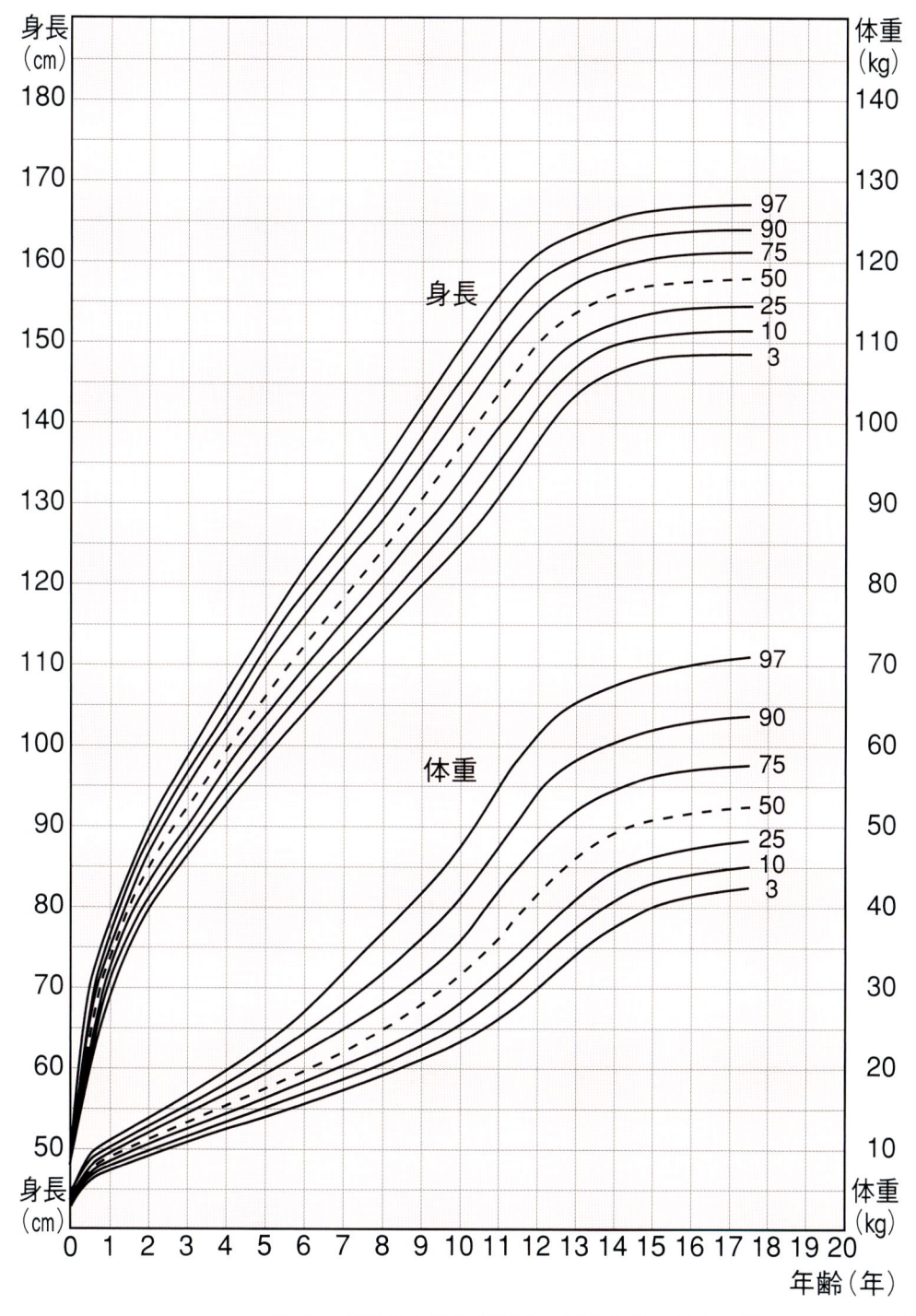

出典：（財）日本学校保健会　児童生徒の健康診断マニュアル（改訂版）
文部科学省スポーツ・青少年局学校健康教育課　監修

④ 肥　満

成長曲線からみた肥満の分類とやせの分類

　成長曲線の基準線と基準線の間をチャンネルといいます。個々の児童生徒の成長曲線パターンがチャンネルを横切って上向き、あるいは下向きのパターンを示した場合に異常と判定します。そして成長曲線パターンが異常を示した場合は、必ず重大な成長異常や栄養障害があると考えなくてはならないのです。そして重要なことは、この異常は早期に発見されれば、必ず治療できることです。

成長曲線からみた肥満の分類

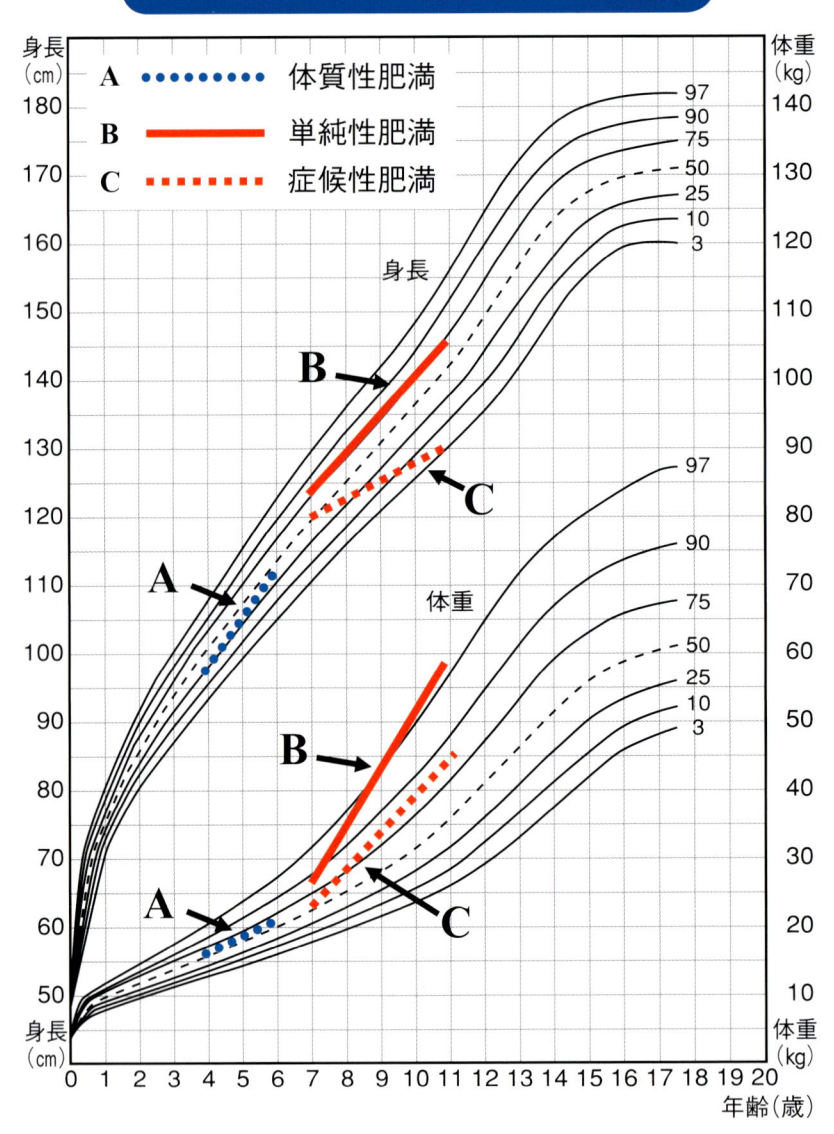

A ・・・・・・ 体質性肥満
B ──── 単純性肥満
C ・・・・・・ 症候性肥満

　成長曲線からみた肥満の分類について説明します。図の中でAは身長に対して体重が重く肥満体型ですが、身長と体重の成長曲線のパターンは正常です。したがって、Aは体質的な肥満体型位ですから、このまま様子を見てよいのです。Bは身長は正常パターンですが、体重は基準線に対して上向きになっています。このBは単純性肥満です。Cは身長の伸びが基準線を下回っているのに、体重は上向きあるいは増加傾向を示すもので、これは病気が原因の症候性肥満です。

成長曲線からみたやせの分類

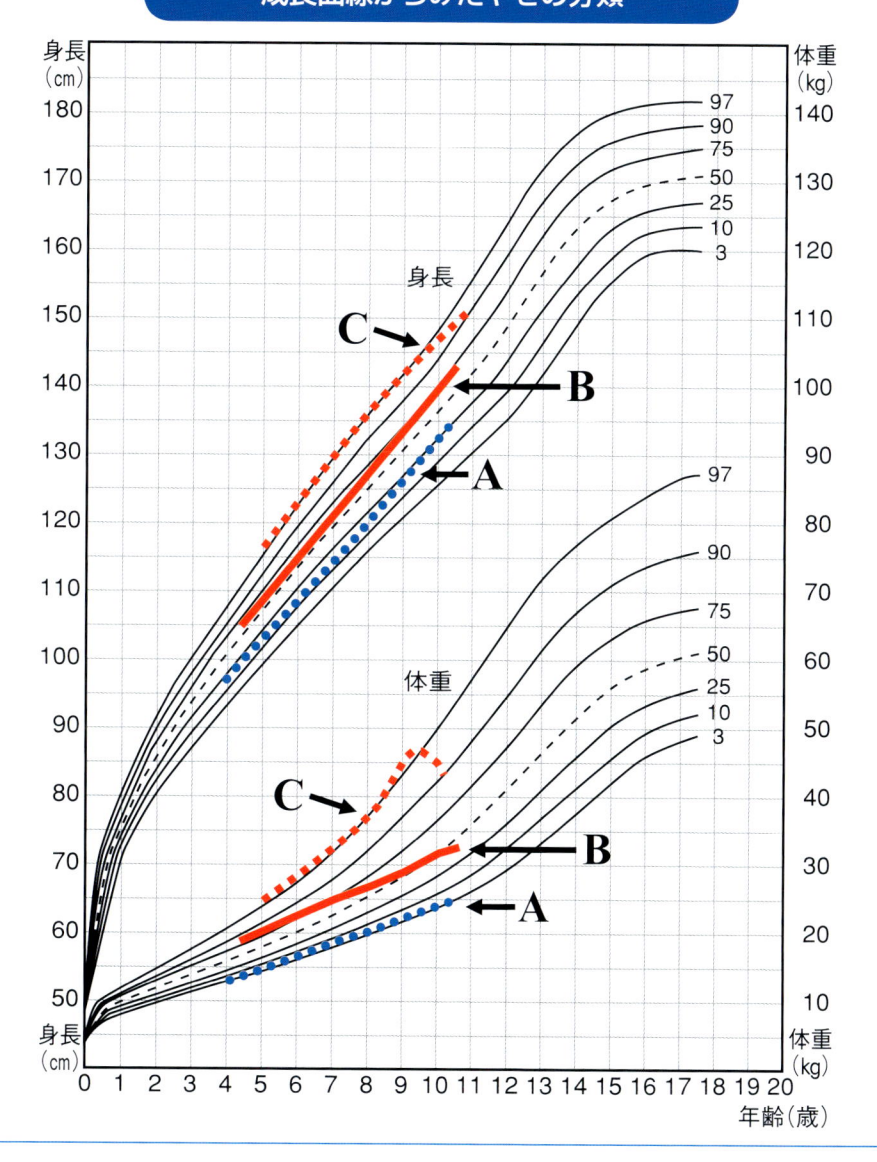

　成長曲線からみたやせ体型の分類について説明します。図の中でAは身長に対して体重が軽くやせ体型ですが、身長と体重の成長曲線のパターンは正常です。したがって、Aは体質的なやせ体型位ですから、このまま様子を見てよいのです。Bは身長は正常パターン（やや下向きになることもある）ですが、体重は基準線に対して明らかに下向きになっています。このBは栄養不良あるいは病気が原因のやせ体型です。Cは身長の伸びがほぼ正常、あるいは基準線を下回っていますが、体重は過去の体重を下回って少なくなっています。Cは重大な原因があるやせ体型です。

4 肥満

小児のメタボリックシンドロームと肥満症

　内臓脂肪が健康障害の原因（48～50ページ参照）であることは子どもでも大人と同じです。そこで大人と同じように学齢期の子どもにもメタボリックシンドロームの診断基準が下に示したように浜松医科大学の大関武彦教授を主任研究者とする厚生労働省の研究班によって定められました。この診断基準は主に小学生と中学生を対象にしています。

　メタボリックシンドロームと診断する第一の項目は腹囲です。小学生で75cm以上、中学生で80cm以上であること、あるいはどの学年でも腹囲身長比が0.5以上であることを満たしていて、次に血清脂質、血圧、空腹時血糖の3つの項目のうち表に示してある基準値以上の異常値が2項目以上あれば、メタボリックシンドロームと診断します。メタボリックシンドロームと診断された場合は専門医とよく相談してこれを治療する必要があります。

　肥満症とは肥満が原因ですでに健康障害が生じている状態をいいます。57ページに示したように（肥満チャートを使った判定法）肥満が原因で生じる健康障害を徹底的に調べます。そしてその障害の程度によってスコアをつけるのです。このスコアの合計点が6点以上になれば肥満症と診断します。肥満症と診断された場合も専門医に相談して、肥満症の治療をする必要があります。肥満症が改善されると、スコアの合計点が小さくなってくるので、肥満症が改善していることがはっきり分かります。

小児メタボリックシンドロームの診断基準（2007年）

(1) 腹　　囲			80cm以上（注）
(2) 血清脂質	中性脂肪	かつ／または	120mg/dℓ以上
	HDLコレステロール		40mg/dℓ未満
(3) 血　　圧	収縮期血圧	かつ／または	125mmHg以上
	拡張期血圧		70mmHg以上
(4) 空腹時血糖			100mg/dℓ以上

(1)があり、(2)～(4)のうち2項目を有する場合にはメタボリックシンドロームと診断する。

（注）腹囲／身長が0.5以上であれば項目(1)に該当するとする。
　　　小学生では腹囲75cm以上で項目(1)に該当するとする。

厚生労働省科学研究循環器疾患等総合研究事業「小児期メタボリック症候群の概念・病態・診断基準の確立及び効果的介入に関するコホート研究」：主任研究者大関武彦浜松医科大学教授

4 肥満

肥満チャートを使った判定法

無断転用・転載を禁じます。
このチェックシートに関しては下記メールアドレス迄ご連絡下さい。

お子様の体重が急に増えたら、太っていると思ったら…。

肥満からくる、健康障害の予防を呼びかけています。

18歳未満の小児で**肥満度が20%以上**かつ、有意に体脂肪が増加したお子様を対象とします。

体脂肪率　**男児** 25%（小児期全般）　**女児** 30%（11歳未満） 35%（11歳以上）

スタート　肥満症チェックシート

ご家庭で

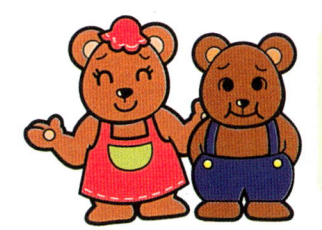

- □ 血圧が高い。 **6点**
- □ 睡眠時にイビキがひどい、時々、息を止める。 **6点**
- □ 学校検尿で尿糖が陽性。（糖尿病） **6点**
- □ 腹囲（へその高さ）が80cm以上。 **6点**

医療機関で

〈身体所見で〉
- □ 肥満度が50%以上である。 **3点**
- □ 内臓脂肪が60cm²以上である。 **6点**
- □ 黒色表皮症。（首に黒いアカがついた様になる。） **3点**

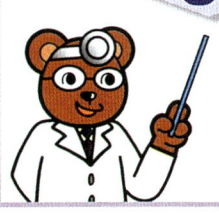

〈血液所見で〉
- □ 肝障害がある。 **4点**
- □ インスリンが高い。 **4点**
- □ コレステロールが高い。 **3点**
- □ 中性脂肪が高い。 **3点**
- □ 善玉コレステロールが低い。 **3点**
- □ 尿酸値が高い。 **2点**

※ 下記の症状がありますか。

- □ 股ズレや皮膚線条。（主にお腹や太ももに見られる皮膚のすじ状のひび） **2点**
- □ 骨折や関節の痛み。 **2点**
- □ 生理不順。（女児思春期以降） **1点**
- □ うまく走れない、跳べない。 **1点**
- □ 肥満のためのいじめや不登校がある。 **1点**

お子様は　　　点

合計が❻点以上の場合 医師の治療を受けて下さい。

〈作成〉小児の肥満・代謝研究会
メール：jimukyoku@childobesity.jp
〈出典〉
肥満研究（2002）8：96-103
Pediatrics International（2003）45：642-646

© 小児の肥満・代謝研究会 2004.2　Vol 1. 2004.2

（注：※下記の症状がありますか。の問いは何点になっても2点を上限にして計算します）

4 肥満

糖尿病の合併症

糖尿病は全身に影響を及ぼすこわい病気です。

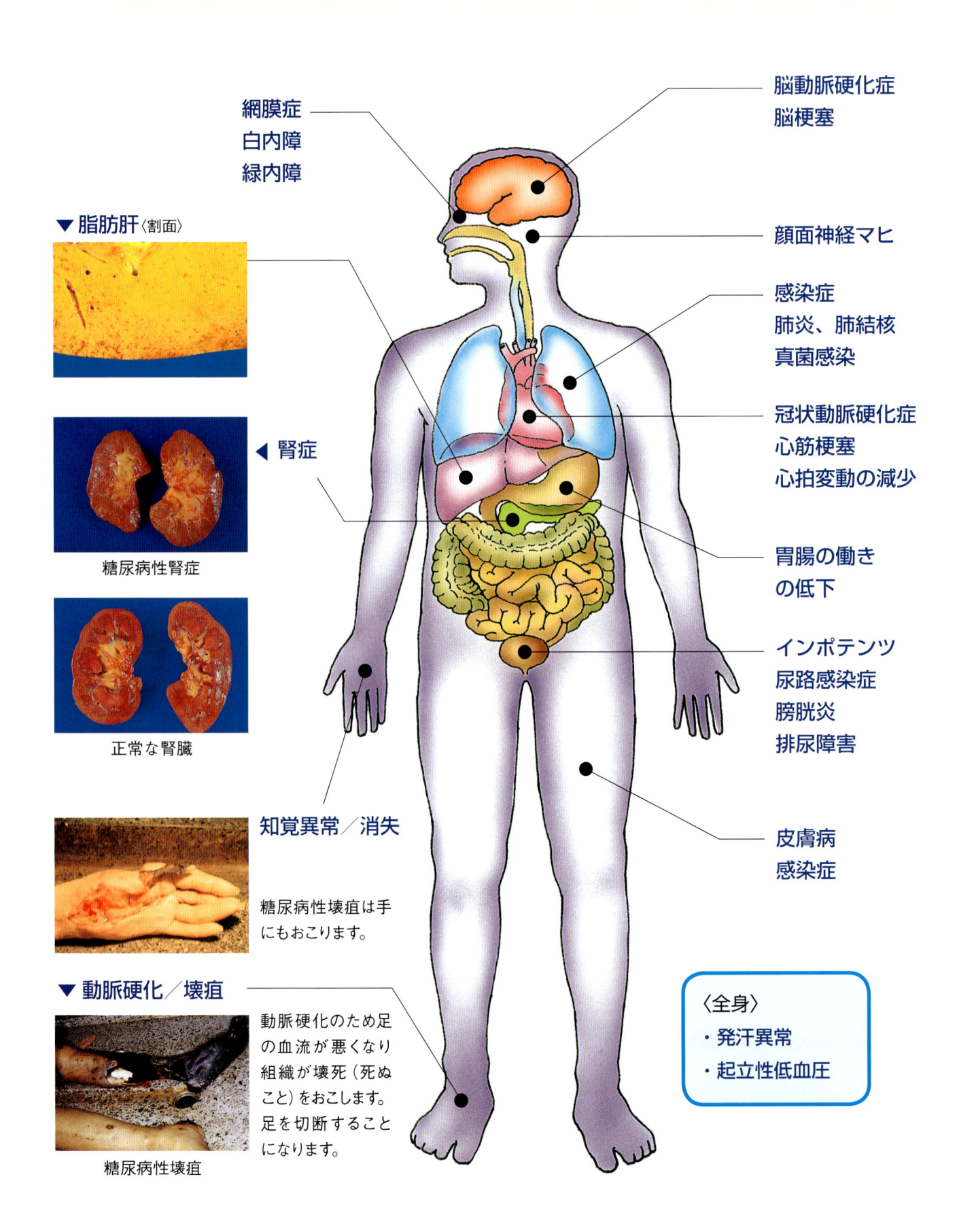

- 網膜症
- 白内障
- 緑内障

▼ 脂肪肝〈割面〉

◀ 腎症

糖尿病性腎症

正常な腎臓

知覚異常／消失

糖尿病性壊疽は手にもおこります。

▼ 動脈硬化／壊疽

動脈硬化のため足の血流が悪くなり組織が壊死（死ぬこと）をおこします。足を切断することになります。

糖尿病性壊疽

- 脳動脈硬化症
- 脳梗塞
- 顔面神経マヒ
- 感染症
- 肺炎、肺結核
- 真菌感染
- 冠状動脈硬化症
- 心筋梗塞
- 心拍変動の減少
- 胃腸の働きの低下
- インポテンツ
- 尿路感染症
- 膀胱炎
- 排尿障害
- 皮膚病
- 感染症

〈全身〉
・発汗異常
・起立性低血圧

5 健康と喫煙

　喫煙が健康に良くないことは、すでに多くの事実から分かっています。

　かつて喫煙はアウトロー的集団の通過儀礼の意味を持っていました。しかし、喫煙は最近の若者、特に若い女性のファッションになっているような気がします。それに喫煙はこれほど世界的に広がりを見せていますので、何か人を引きつける魅力があることも事実なのでしょう。ただし、子どもの立場からすると、喫煙する妊婦の胎児には発育障害が多いこと、乳児期には突然死との関係が心配されていること、また受動喫煙で子どもの呼吸器の病気が多いこと、思春期の心肺機能が発達する時期の喫煙が肺ガンの発生に関係しているのではないかといわれることなど健康障害として深刻な事態が喫煙と関係しています。したがって、「喫煙習慣をつけないこと」という点は、是非とも学校教育の中で強調しておかなくてはなりません。

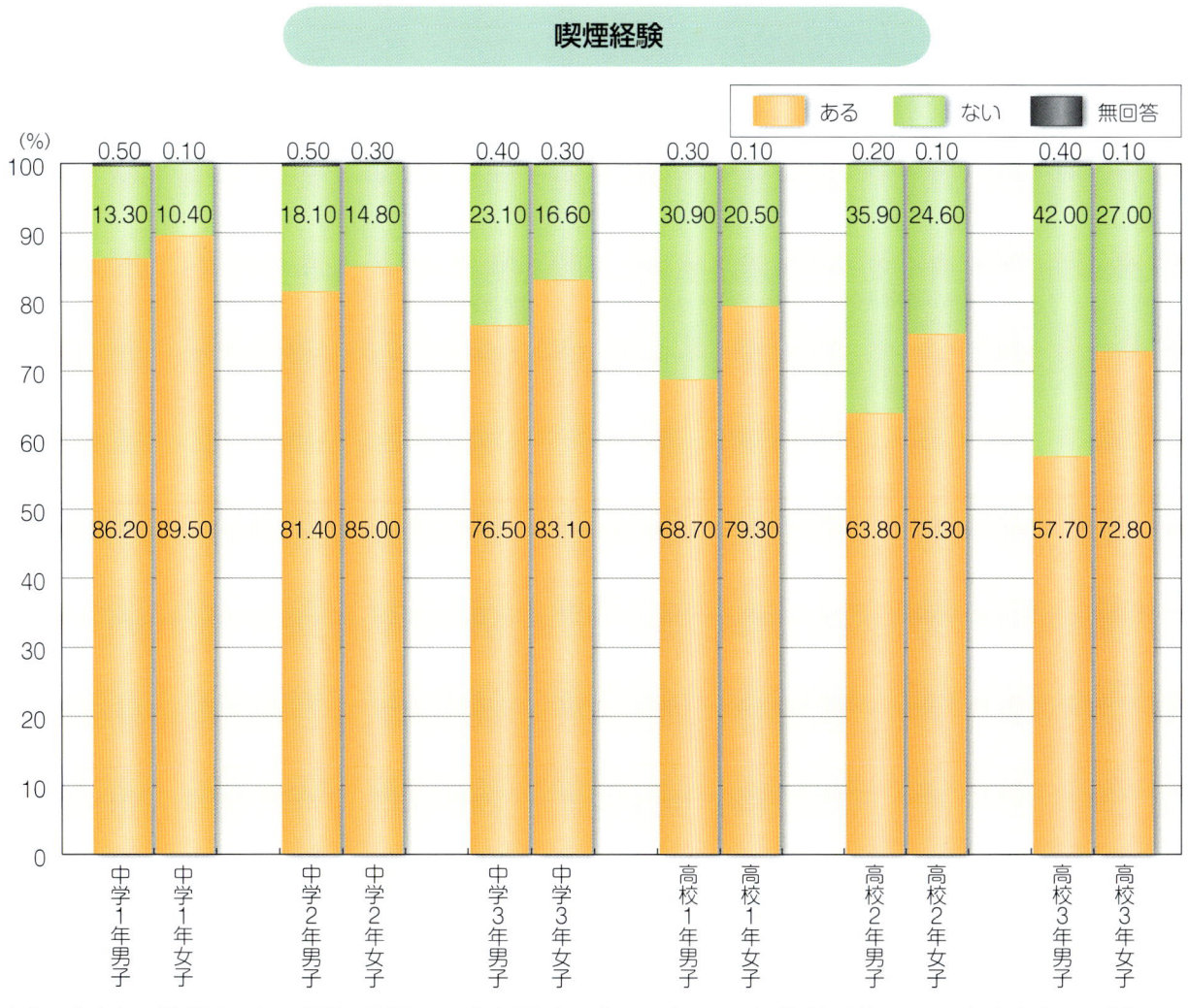

喫煙経験

学年・性別	ある (%)	ない (%)	無回答 (%)
中学1年男子	13.30	86.20	0.50
中学1年女子	10.40	89.50	0.10
中学2年男子	18.10	81.40	0.50
中学2年女子	14.80	85.00	0.30
中学3年男子	23.10	76.50	0.40
中学3年女子	16.60	83.10	0.30
高校1年男子	30.90	68.70	0.30
高校1年女子	20.50	79.30	0.10
高校2年男子	35.90	63.80	0.20
高校2年女子	24.60	75.30	0.10
高校3年男子	42.00	57.70	0.40
高校3年女子	27.00	72.80	0.10

出典：青少年の健康リスク―喫煙、飲酒および睡眠障害の全国調査から　編著 林 謙治　2008年自由企画・出版より作図

5 健康と喫煙

はじめての喫煙経験年齢（男子）

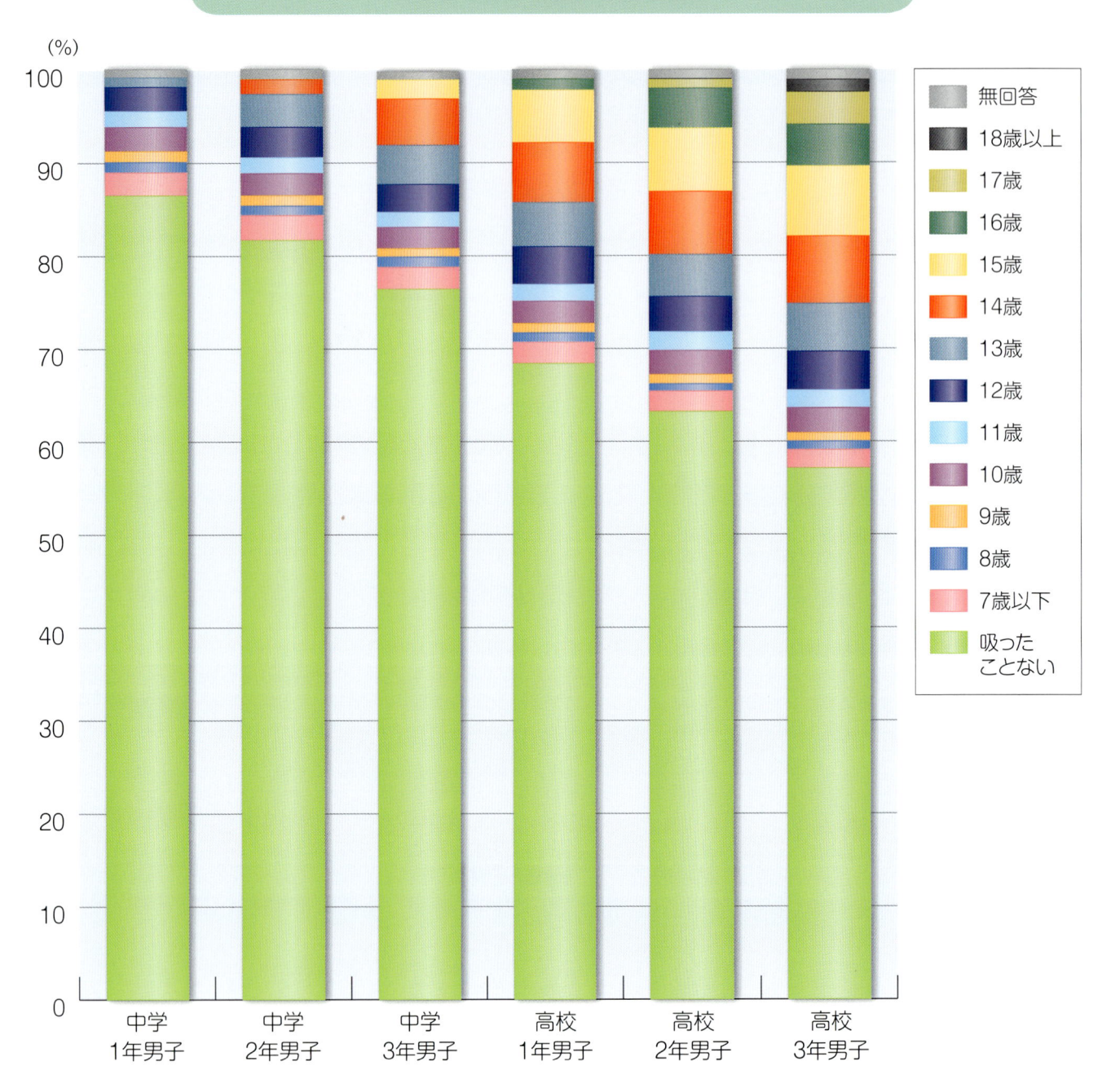

学　年	中学1年男子	中学2年男子	中学3年男子	高校1年男子	高校2年男子	高校3年男子
吸ったことない	86.50	81.70	76.40	68.40	63.20	57.10
7歳以下	2.50	2.70	2.40	2.30	2.20	2.00
8歳	1.10	1.00	1.10	1.00	0.80	0.90
9歳	1.20	1.10	0.90	1.00	1.00	0.90
10歳	2.60	2.40	2.30	2.40	2.60	2.70
11歳	1.70	1.70	1.60	1.80	2.00	1.90
12歳	2.60	3.30	3.00	4.10	3.80	4.20
13歳	1.00	3.50	4.20	4.70	4.50	5.10
14歳	0.00	1.60	5.00	6.50	6.80	7.30
15歳	0.00	0.00	2.00	5.60	6.80	7.50
16歳	0.00	0.00	0.00	1.20	4.30	4.50
17歳				0.00	1.00	3.50
18歳以上	0.00	0.00	0.00	0.00	0.00	1.30
無回答	0.90	1.10	0.90	1.00	1.00	1.10

喫煙年齢（%）

出典：青少年の健康リスク―喫煙、飲酒および睡眠障害の全国調査から　編著 林 謙治　2008年自由企画・出版より作図

5 健康と喫煙

はじめての喫煙経験年齢（女子）

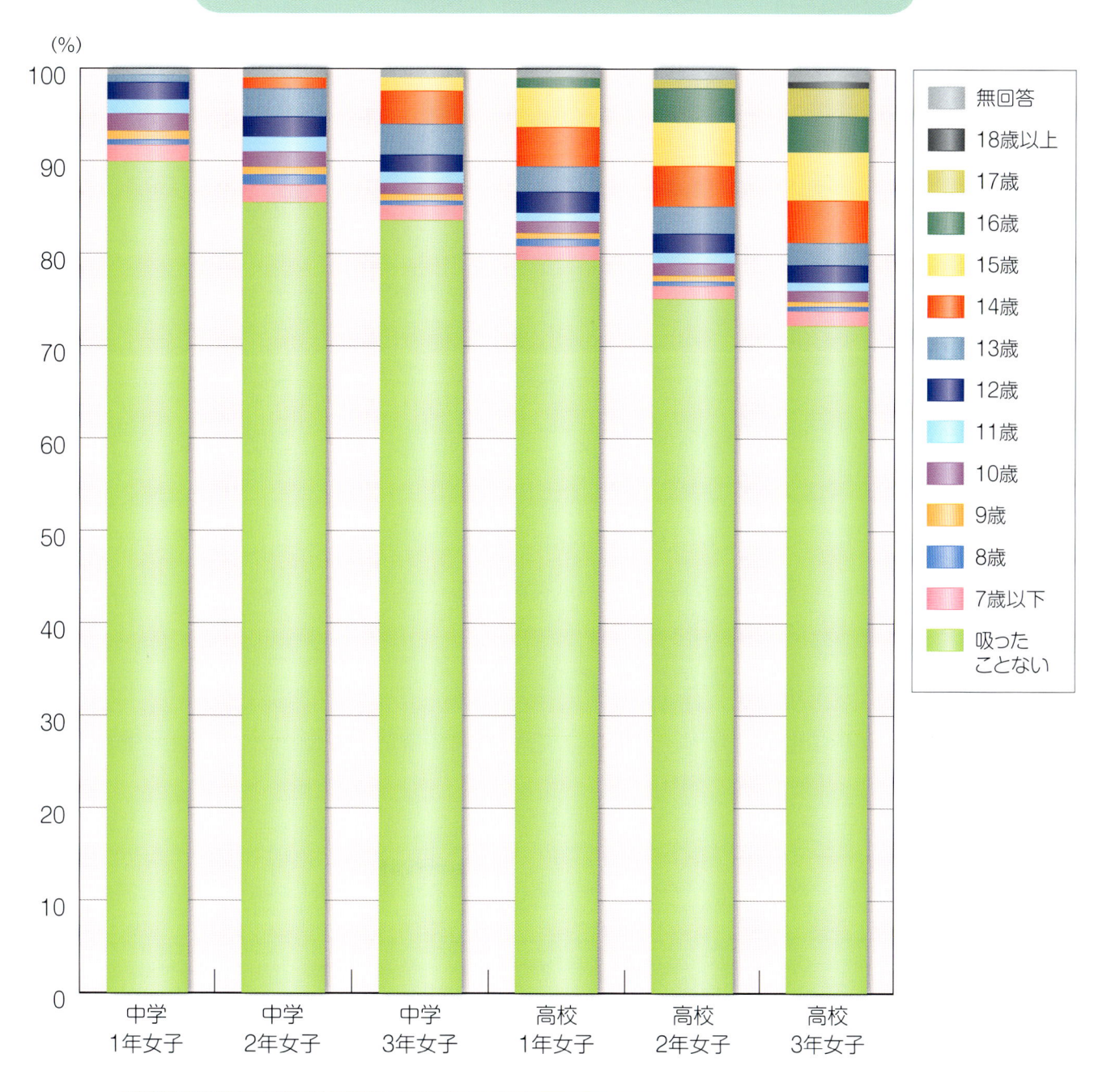

学　年	中学1年女子	中学2年女子	中学3年女子	高校1年女子	高校2年女子	高校3年女子
吸ったことない	89.90	85.50	83.60	79.30	75.10	72.20
7歳以下	1.80	1.90	1.60	1.50	1.40	1.60
8歳	0.60	1.10	0.50	0.80	0.50	0.50
9歳	0.90	0.80	0.70	0.60	0.60	0.50
10歳	1.90	1.70	1.20	1.30	1.40	1.20
11歳	1.50	1.60	1.20	0.90	1.10	0.90
12歳	1.90	2.20	1.90	2.30	2.10	1.90
13歳	0.80	3.00	3.30	2.70	2.90	2.40
14歳	0.00	1.20	3.60	4.30	4.40	4.60
15歳	0.00	0.00	1.40	4.20	4.70	5.20
16歳				1.20	3.70	3.90
17歳				0.00	1.00	3.00
18歳以上				0.00	0.00	0.80
無回答	0.70	1.10	1.00	1.00	1.20	1.30

喫煙年齢（%）

出典：青少年の健康リスク—喫煙、飲酒および睡眠障害の全国調査から　編著 林 謙治　2008年自由企画・出版より作図

6 健康と飲酒

　飲酒については喫煙と違い一概に害があるとも言い難い点があります。特に飲酒については社会的、文化的背景が国や地域によって違っているので、その扱い、すなわち飲酒を絶対によくないとするには教育の面でも問題があります。

　しかし、発育期の子どもという点から考えると飲酒は絶対にしてはいけないことです。お酒は本質的にエチルアルコールですが、これは中枢神経毒です。したがって中枢神経が発達中にアルコールが体内に入ることは決してよくないことです。

　また、アルコールの代謝についての遺伝的な背景もよく分かってきました。ほんの少しのアルコールが入ってもこれを代謝できずアルコールによる急性障害を来す人もいるのです。特に妊婦で血中のアルコール濃度が高くなると胎児の発育、特に脳の発育に大きな障害を与えることがあります。

　米国でも酒類の販売に当たって日本の厚生労働省に当たる役所が、未成年の禁酒、妊婦の飲酒が胎児に与える影響、健康な人でも飲酒が身体的、精神的に異常をもたらす可能性があることを明記しています。

　適正飲酒はお酒が百薬の長（善玉コレステロールを増やす）であることも事実として分かっていますが、適正飲酒が守られず長期にわたる大量飲酒はさまざまな健康障害を招き生活習慣病のもとになります。

6 健康と飲酒

はじめての飲酒経験年齢（男子）

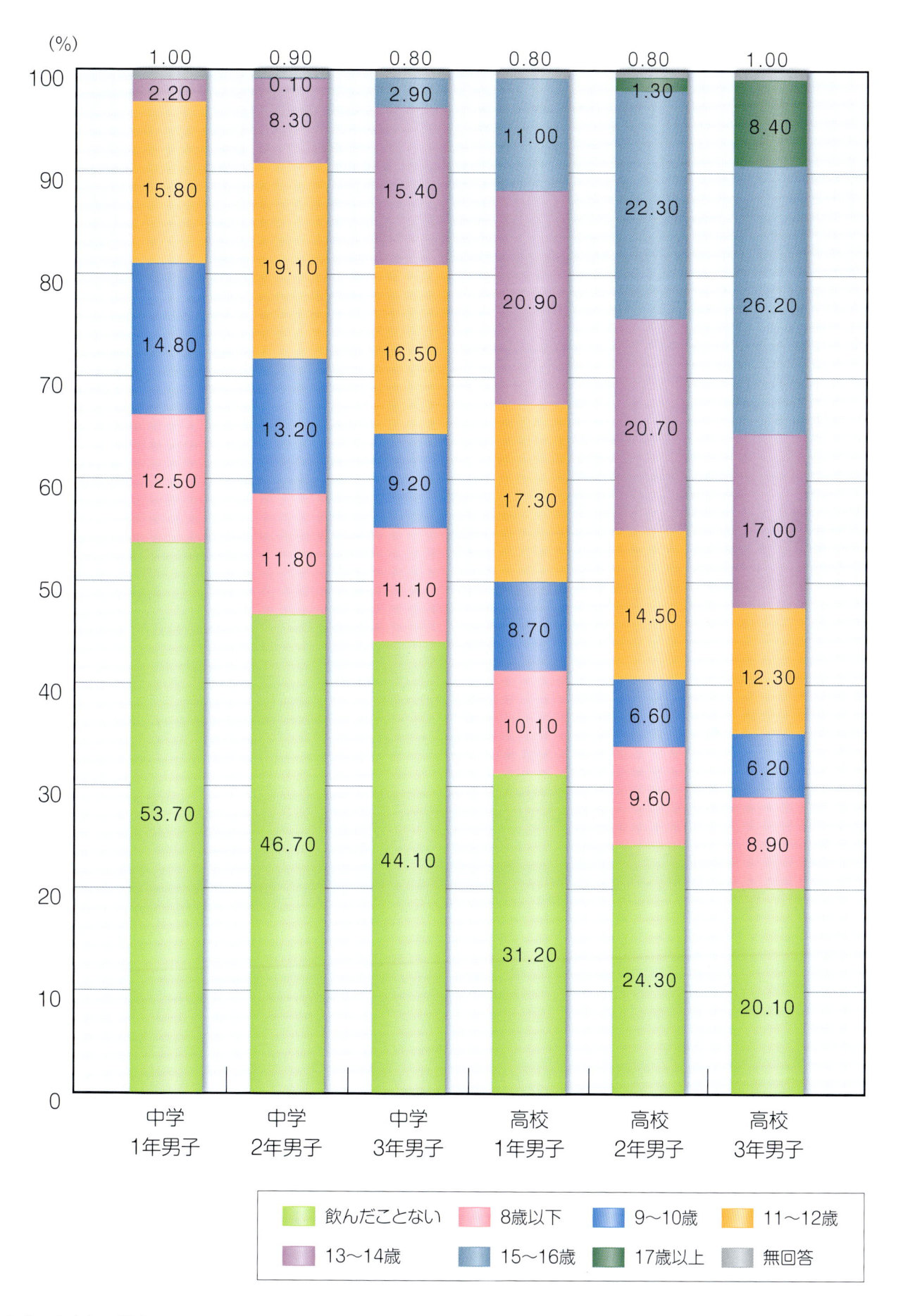

(%)	中学1年男子	中学2年男子	中学3年男子	高校1年男子	高校2年男子	高校3年男子
無回答	1.00	0.90	0.80	0.80	0.80	1.00
17歳以上	—	—	—	—	1.30	8.40
15～16歳	2.20	0.10	2.90	11.00	22.30	26.20
13～14歳	—	8.30	—	—	—	—
11～12歳	15.80	19.10	15.40	20.90	20.70	17.00
9～10歳	14.80	13.20	16.50	17.30	14.50	12.30
8歳以下	12.50	11.80	9.20	8.70	6.60	6.20
（8歳以下）	—	—	11.10	10.10	9.60	8.90
飲んだことない	53.70	46.70	44.10	31.20	24.30	20.10

凡例：飲んだことない／8歳以下／9～10歳／11～12歳／13～14歳／15～16歳／17歳以上／無回答

出典：青少年の健康リスク―喫煙、飲酒および睡眠障害の全国調査から　編著 林 謙治　2008年自由企画・出版より作図

6 健康と飲酒

はじめての飲酒経験年齢（女子）

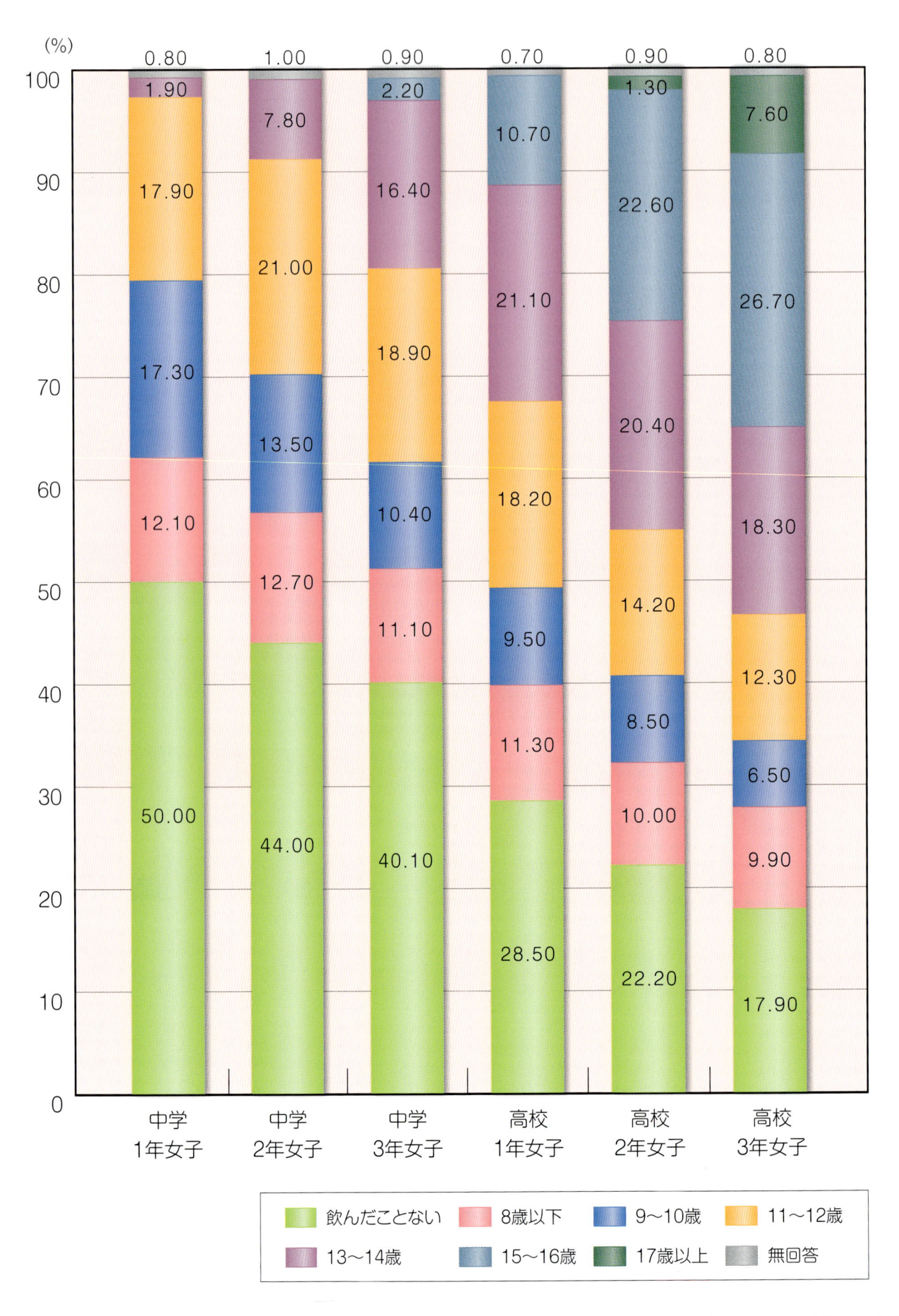

	中学1年女子	中学2年女子	中学3年女子	高校1年女子	高校2年女子	高校3年女子
無回答	0.80	1.00	0.90	0.70	0.90	0.80
17歳以上	1.90	—	2.20	—	1.30	7.60
15〜16歳	—	7.80	—	10.70	22.60	26.70
13〜14歳	17.90	21.00	16.40	21.10	20.40	18.30
11〜12歳	17.30	13.50	18.90	18.20	14.20	12.30
9〜10歳	12.10	12.70	10.40	9.50	8.50	6.50
8歳以下	—	—	11.10	11.30	10.00	9.90
飲んだことない	50.00	44.00	40.10	28.50	22.20	17.90

凡例：飲んだことない／8歳以下／9〜10歳／11〜12歳／13〜14歳／15〜16歳／17歳以上／無回答

出典：青少年の健康リスク—喫煙、飲酒および睡眠障害の全国調査から　編著 林 謙治　2008年自由企画・出版より作図

6 健康と飲酒

場面別の飲酒経験（中学1年～高校3年生男子）

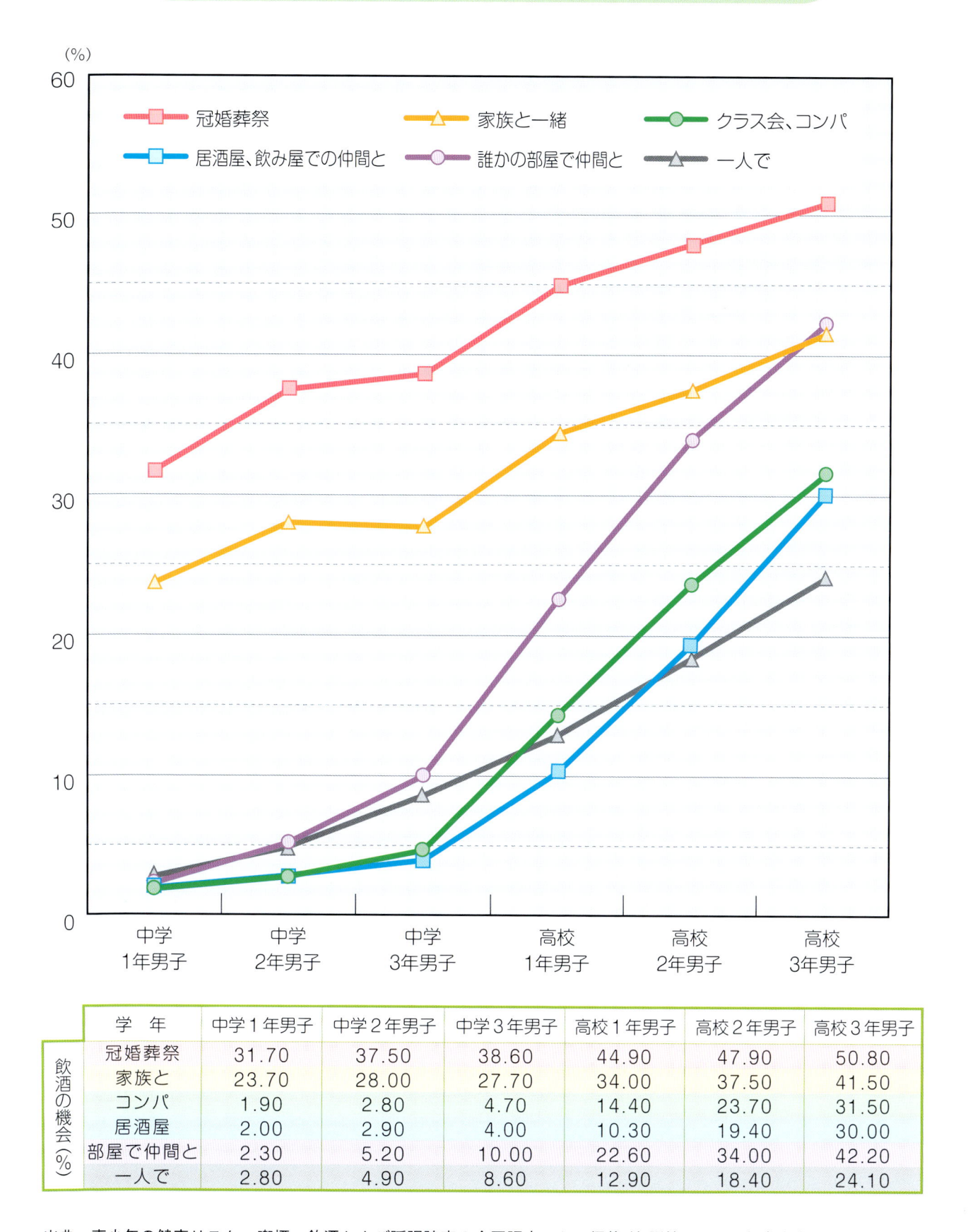

飲酒の機会（％） 学　年	中学1年男子	中学2年男子	中学3年男子	高校1年男子	高校2年男子	高校3年男子
冠婚葬祭	31.70	37.50	38.60	44.90	47.90	50.80
家族と	23.70	28.00	27.70	34.00	37.50	41.50
コンパ	1.90	2.80	4.70	14.40	23.70	31.50
居酒屋	2.00	2.90	4.00	10.30	19.40	30.00
部屋で仲間と	2.30	5.20	10.00	22.60	34.00	42.20
一人で	2.80	4.90	8.60	12.90	18.40	24.10

出典：青少年の健康リスク―喫煙、飲酒および睡眠障害の全国調査から　編著 林 謙治　2008年自由企画・出版より作図

6 健康と飲酒

場面別の飲酒経験（中学1年〜高校3年生女子）

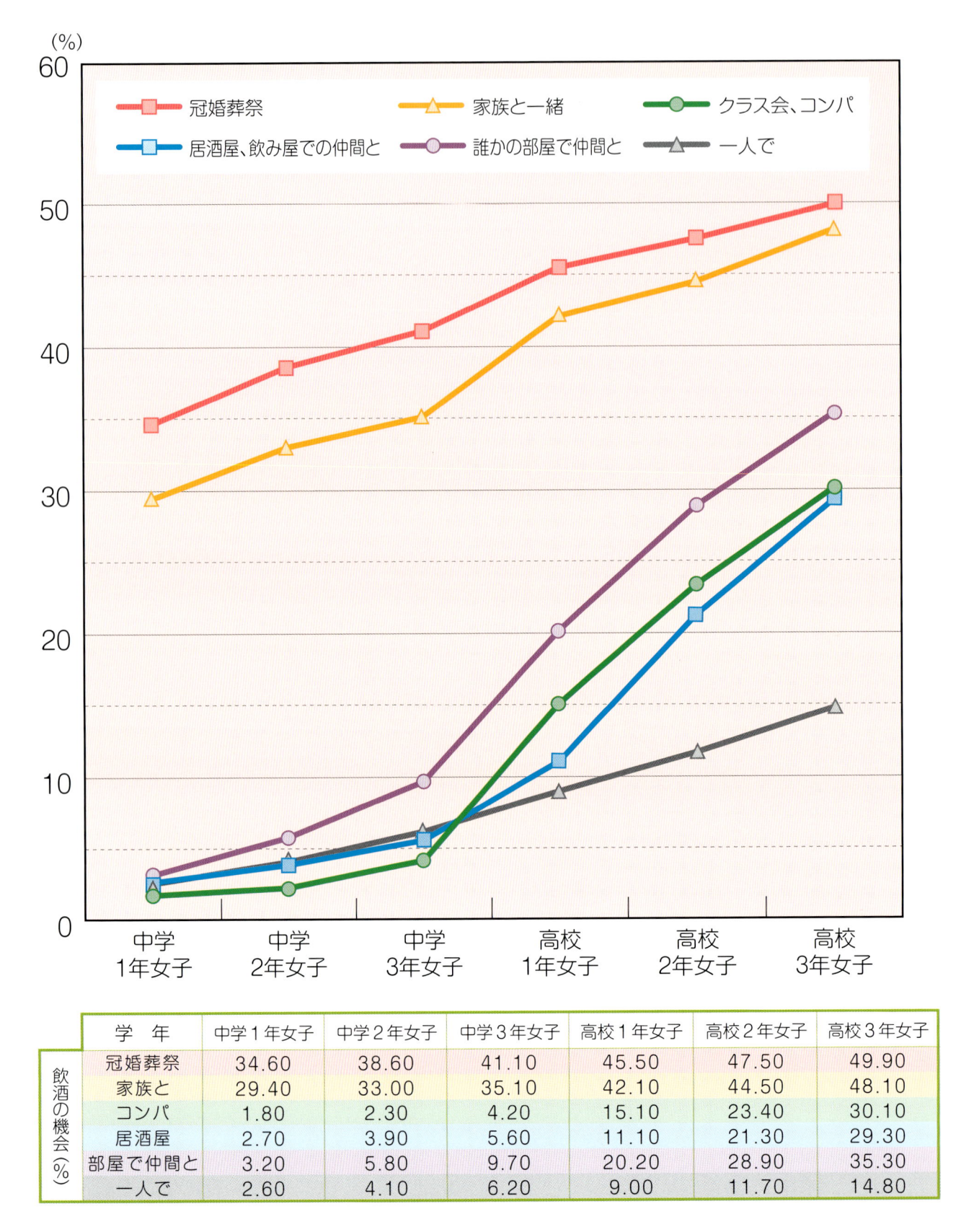

学　年	中学1年女子	中学2年女子	中学3年女子	高校1年女子	高校2年女子	高校3年女子
冠婚葬祭	34.60	38.60	41.10	45.50	47.50	49.90
家族と	29.40	33.00	35.10	42.10	44.50	48.10
コンパ	1.80	2.30	4.20	15.10	23.40	30.10
居酒屋	2.70	3.90	5.60	11.10	21.30	29.30
部屋で仲間と	3.20	5.80	9.70	20.20	28.90	35.30
一人で	2.60	4.10	6.20	9.00	11.70	14.80

飲酒の機会（％）

出典：青少年の健康リスク―喫煙、飲酒および睡眠障害の全国調査から　編著 林 謙治　2008年自由企画・出版より作図

6 健康と飲酒

アルコールによって起こる全身の疾患

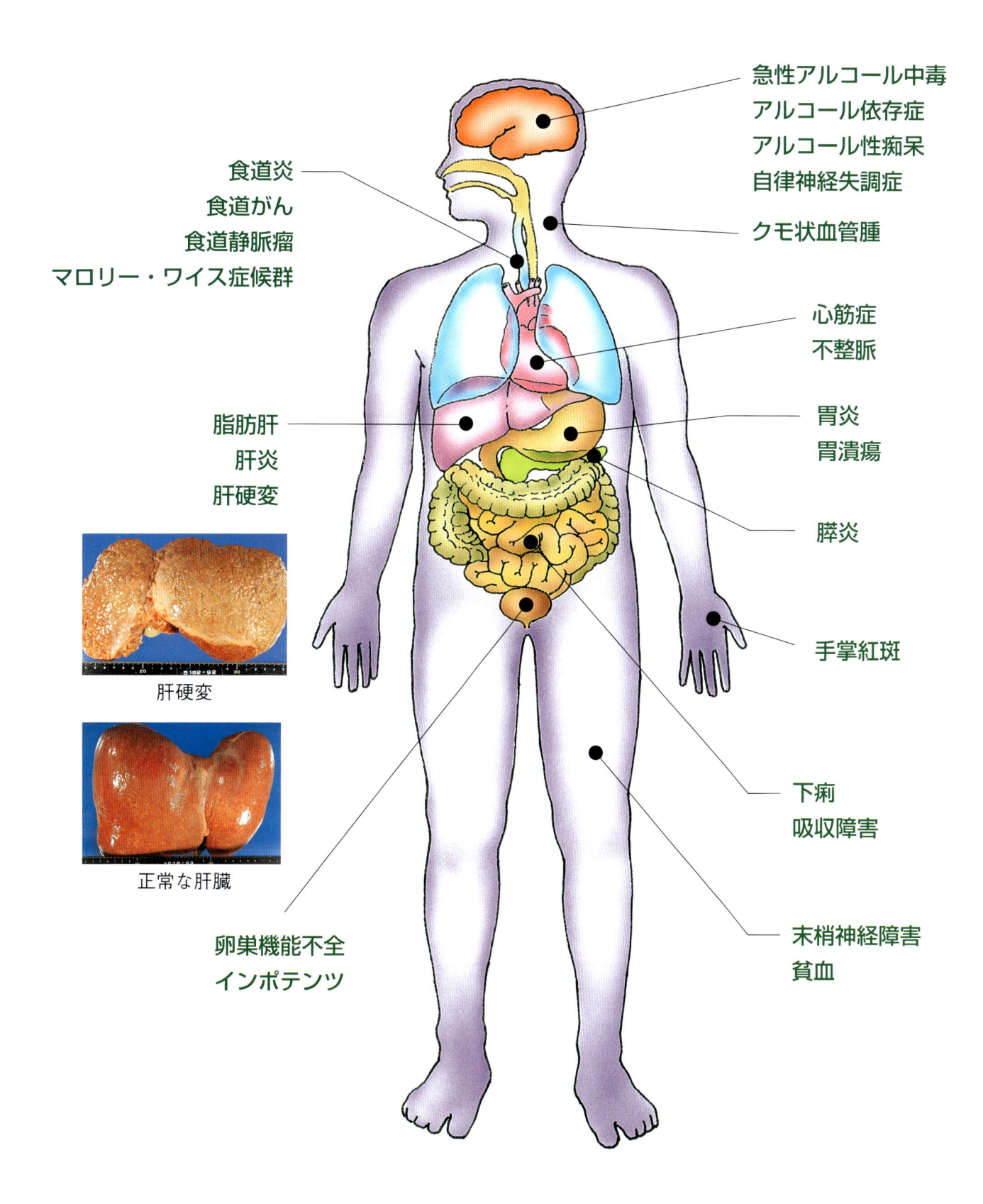

- 急性アルコール中毒
- アルコール依存症
- アルコール性痴呆
- 自律神経失調症
- クモ状血管腫
- 食道炎
- 食道がん
- 食道静脈瘤
- マロリー・ワイス症候群
- 心筋症
- 不整脈
- 脂肪肝
- 肝炎
- 肝硬変
- 胃炎
- 胃潰瘍
- 膵炎
- 手掌紅斑
- 下痢
- 吸収障害
- 卵巣機能不全
- インポテンツ
- 末梢神経障害
- 貧血

肝硬変

正常な肝臓

67

[症例写真・資料提供]（50音順）

相羽　元彦	東京女子医科大学付属第二病院　病理科　教授
青木　純一郎	順天堂大学副学長・名誉教授
大澤　清二	大妻女子大学人間生活科学研究所　教授
勝田　茂	筑波大学　名誉教授
北澤　吉昭	山野医療専門学校　教員
中村　丁次	神奈川県立保健福祉大学　教授
平野　千秋	つくば国際大学産業情報学部社会福祉学科　助教授
福井　暁子	東邦大学医学部口腔外科

[参考文献]

保健指導大百科　第1集　（株）少年写真新聞社刊 1987
　　P 9．運動で減らせる血液中の脂肪量

保健指導大百科　第2集　（株）少年写真新聞社刊 1998
　　P 32．筋力低下を防ぎ体力をつける1日1度のスポーツ活動
　　P 33．心臓や血管の病気を防ぐ運動

保健ニュース　No.1110　1999　（株）少年写真新聞社刊
　　夜型生活が体のリズムを狂わせる現代病 － 睡眠覚せいリズム障害

おわりに

　私たち筆者は、文部科学省の指導による（財）日本学校保健会の「児童生徒の健康サーベイランス事業」のお手伝いをしながら、今の子どもたちのライフスタイルには少なからぬ心配の種を感じています。そんな所、少年写真新聞社が、これからのわが国の社会を担ってくれる子どもたちの生涯にわたる健康を願ってこの本書を企画してくれました。

　この中で、成人病という名称が生活習慣病に変えられ、またこの本書が編まれた理由もお分かり頂けたと存じます。

　小児期からの健康的な生活習慣を身につけるために、子どもたちの指導に、そしてご自分の生活改善に活用して頂ければ幸いです。

村田　光範

著者紹介

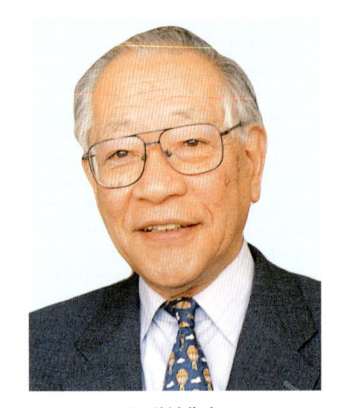

医学博士

平山 宗宏

社会福祉法人恩賜財団母子愛育会
日本子ども家庭総合研究所名誉所長
東京大学名誉教授

「小児保健」東京書籍
「育児全書」社会保険出版
「最新乳幼児保健指導」日本小児医事出版社
他に多数の著書

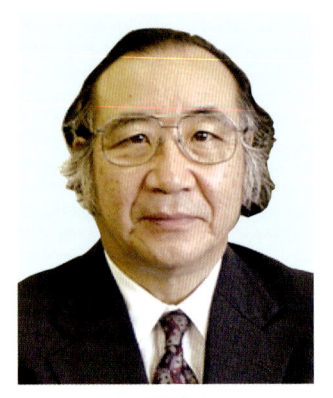

医学博士

村田 光範

東京女子医科大学名誉教授
前・和洋女子大学大学院総合生活研究科教授

「小児の成長障害」医歯薬出版株式会社
「こどもの肥満」山崎公恵 共著
　　　　　　　日本小児医事出版社
「子どもの健康とスポーツ」
　　　　　　　浅見俊雄
　　　　　　　大槻文夫 共著
　　　　　　　医歯薬出版株式会社
他に多数の著書

企画・編集　松本美枝子
イラスト　　中村　光宏

新・生活習慣病
2010年4月20日第2版第1刷発行
発　行　所　株式会社　少年写真新聞社　〒102-8232 東京都千代田区九段北1-9-12
　　　　　　　　　　　　　　　　　　　TEL 03-3264-2624　FAX 03-5276-7785
　　　　　　　　　　　　　　　　　　　URL　http://www.schoolpress.co.jp/
発　行　人　松本　恒
印　　　刷　株式会社　豊島
© Munehiro Hirayama, Mitsunori Murata, 2000, 2005, 2010, Printed in Japan
ISBN978-4-87981-347-3　C0047

本書を無断で複写・複製・転載・デジタルデータ化することを禁じます。
落丁・乱丁本は、おとりかえいたします。定価はカバーに表示してあります。